ERNÄHRUNGS-DOC
Dr. med. Viola Andresen

MEIN BALLASTSTOFF MASTERPLAN

Unter Mitarbeit von Franziska Pfeiffer
und mit Rezepten von Inga Pfannebecker

INHALT

DIE ICONS BEI DEN REZEPTEN

Vegan

Vegetarisch

Low Carb

Extra ballaststoffreich

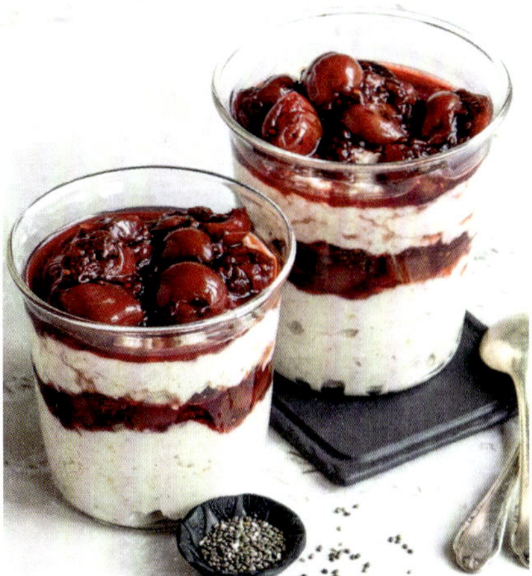

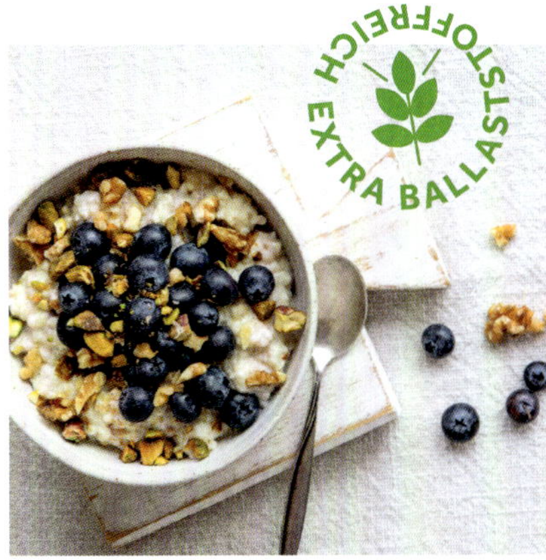
EXTRA BALLASTSTOFFREICH

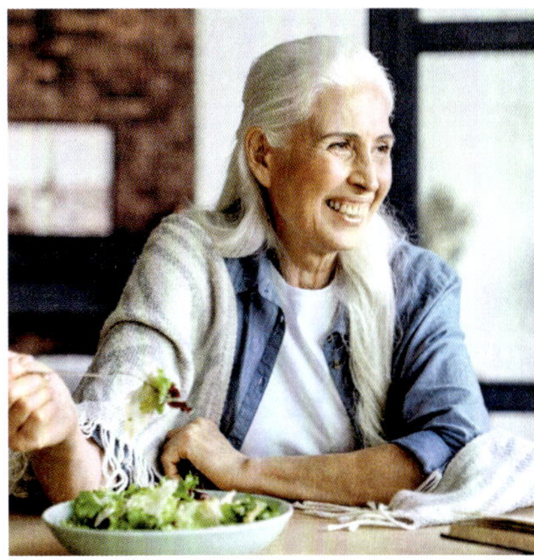

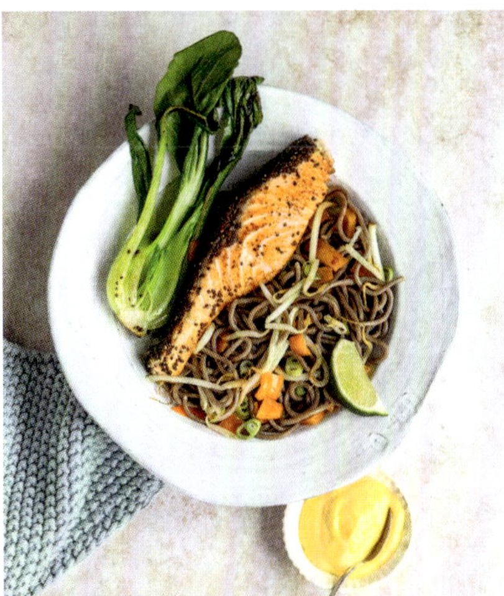

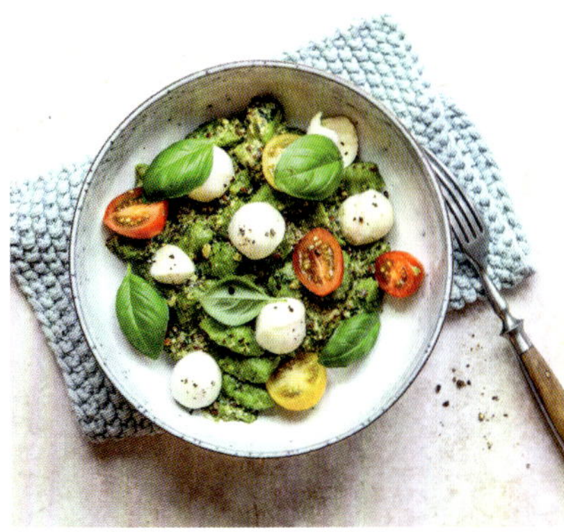

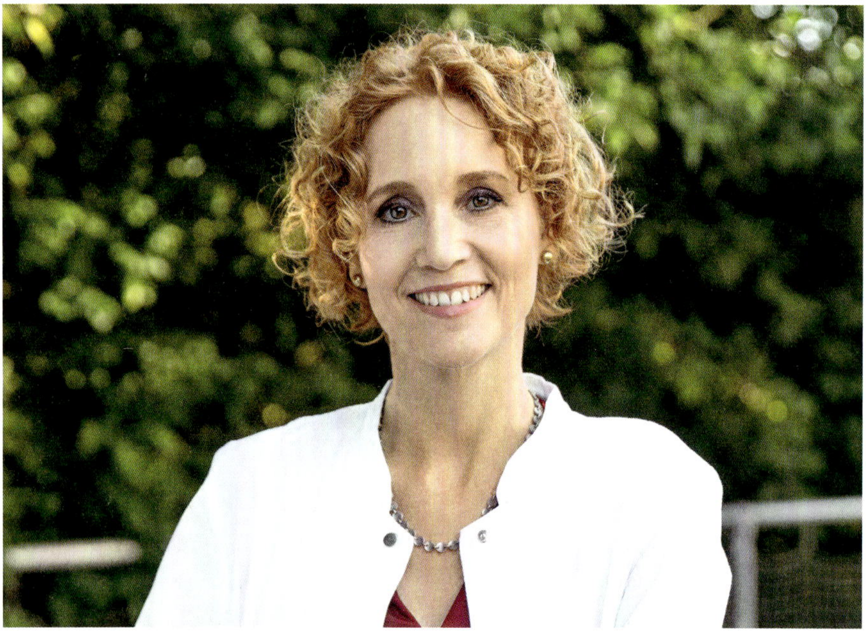

WIR BRAUCHEN MEHR BALLASTSTOFFE

Gesund essen? Da denken die meisten an genügend Vitamine, Mineralstoffe und Spurenelemente, an wenig Zucker, wenig Kalorien und hochwertige Fette. Doch Ballaststoffe? Diese pflanzlichen Quell- und Faserstoffe hat kaum einer auf dem Zettel. Aus meinem Praxisalltag als Ernährungsmedizinerin kenne ich das nur zu gut: Viele meiner Patientinnen und Patienten wissen einiges über gesunde Ernährung und essen dementsprechend bewusst – trotzdem fehlt es ihnen an Ballaststoffen. Das bestätigt auch die Statistik, der zufolge die meisten Menschen zu wenig von den kleinen Sattmachern aufnehmen. In Deutschland herrscht ein regelrechter Ballaststoffmangel. Denn die Mengen, die wir für eine ausreichende Zufuhr benötigen, sind nicht gering. Obwohl der größte Teil des nützlichen Darmfutters aus Kohlenhydraten – genauer gesagt aus Mehrfachzuckern besteht –, sind die Stoffe nicht süß, sondern geschmacksneutral. Niemand nimmt sie also auf, weil sie gut schmecken. Man muss sich ein wenig mit dem Thema beschäftigen und die besten Ballaststofflieferanten kennen, um die perfekte Ration Tag für Tag zu schaffen.

ALLROUNDER FÜR DEN DARM UND MEHR

Ballaststoffe sind echte Allroundtalente, wenn es um einen gesunden Darm und mehr geht. Obwohl sie keine Energie liefern und deshalb lange Zeit als überflüssig galten, können sie in unserem Körper wahre Wunder bewirken: mit umfassenden Folgen für den gesamten Organismus. Ballaststoffe bringen unter anderem die Verdauung in Schwung, halten den Blutzucker stabil, sind gut für die schlanke Linie und senken das Risiko für verschiedene Zivilisationskrankheiten – von krankhaftem Übergewicht über Diabetes Typ 2 und Herz-Kreislauf-Erkrankungen bis hin zu Darmkrebs. Neuen Erkenntnissen zufolge wirken sie sogar auf unsere Psyche, sie können die Stimmung aufhellen und Depressionen lindern. Wenn das keine erfreulichen Aussichten sind!

JEDE WOCHE EIN BISSCHEN MEHR

Wie schaffe ich es, genug von den Gesundheits-Boostern aufzunehmen? Das ist das zentrale Thema dieses Buches. Die gute Nachricht ist: Dafür müssen Sie nicht komplett Ihre Ernährung umstellen – es reicht, wenn Sie gezielt an ein paar kleineren Stellschrauben drehen. Machen Sie diesen Masterplan für einige Wochen zu Ihrem festen Begleiter: Erfahren Sie, was es mit dem Geheimnis der Ballaststoffe auf sich hat und was die Ernährungsmedizin heute darüber weiß. Lernen Sie die wichtigsten dieser „magischen Substanzen", ihre Wirkungen auf die Gesundheit und die Top-Lieferanten aus der Küche kennen. Ein Test hilft Ihnen, Ihr eigenes Essverhalten zu analysieren und herauszufinden, wo es eventuell noch hapert. Was wichtig ist: Starten Sie nicht gleich von null auf hundert! Wenn Sie sich bislang wenig ballaststoffreich ernährt haben, muss sich Ihr Verdauungssystem erst langsam an die neuen „Leckerbissen" gewöhnen. Steigern Sie die Mengen daher schrittweise, um Bauchschmerzen oder Blähungen, die ansonsten vorübergehend auftreten könnten, zu vermeiden. Die Wochenpläne, die Sie in den Innenklappen finden, berücksichtigen diese Strategie. Sie sind so aufgebaut, dass man allmählich immer mehr Ballaststoffe aufnimmt, bis man die optimale Menge erreicht hat.

Legen Sie möglichst bald los und nutzen Sie die Wirkung der Ballaststoffe als Gamechanger – für mehr Energie, mehr Wohlbefinden, ein gesundes Gewicht und mehr Lebensfreude.

Viel Erfolg und guten Appetit wünscht
Ihre

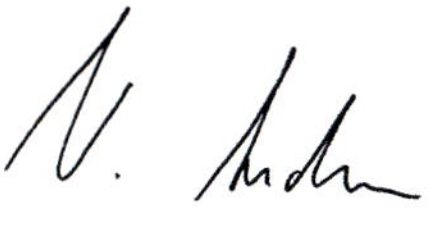

DAS GEHEIMNIS DER BALLASTSTOFFE

Sie halten uns fit, schlank und gesund. Leider wissen das die wenigsten – und nehmen mit ihrer täglichen Ernährung zu wenig Ballaststoffe auf. Lernen Sie hier die oft unterschätzten kleinen pflanzlichen Gesundheits-Booster näher kennen.

Ballaststoffe? Wer diesen Begriff zum ersten Mal hört, dürfte zu Recht etwas verwirrt sein. Denn normalerweise empfinden wir Ballast als etwas Überflüssiges. Und nun soll es sich dabei um wertvolle Nahrungsbestandteile handeln, die uns fit und gesund machen? Das ist tatsächlich richtig, die Erkenntnis darüber aber relativ neu. Das Wort Ballaststoffe entstand zu Beginn des 20. Jahrhunderts in einer Zeit, in der die Wissenschaft noch nicht viel über die nützlichen Substanzen wusste. Da sie keine Energie liefern, sah man darin auch keinen Nähr- bzw. Mehrwert, sondern allenfalls „Ballast für den Magen". Heute weiß man es besser!

WUNDERBARE VIELKÖNNER

Wie nehmen wir Nährstoffe auf? Wie lange braucht unsere Nahrung, um Magen und Darm zu passieren? Wie ist unser Stuhl beschaffen? Wie oft können wir überhaupt verdauen? Wie lange fühlen wir uns nach dem Essen satt? Und wie setzt sich unser Mikrobiom, also die Vielfalt aller Mikroorganismen im Darm, zusammen? Auf all diese Prozesse haben Ballaststoffe einen großen Einfluss. Folglich bestimmen sie auch mit, wie gesund und fit wir sind und bleiben. Es gilt inzwischen als wissenschaftlich erwiesen, dass diejenigen, die ausreichend Ballaststoffe zu sich nehmen, ein geringeres Risiko unter anderem für Herz-Kreislauf- und Magen-Darm-Erkrankungen, schlechte Blutfettwerte, gesundheitsschädliches Übergewicht und Diabetes Typ 2 haben (siehe Seite 14). Auch das Risiko für Depressionen und bestimmte Krebserkrankungen scheint mit der Ballaststoffaufnahme in einem Zusammenhang zu stehen (siehe Seite 15).

FÜR EINEN STARKEN DARM UND GEGEN ENZÜNDUNGEN

Per Definition gehören Ballaststoffe zur Gruppe der komplexen Kohlenhydrate. Sie sind aber so aufgebaut, dass unsere körpereigenen Enzyme sie (anders als etwa Stärke) kaum zerlegen können. Deshalb gelangen sie beinahe unverändert in den Dickdarm. Während der Magen-Darm-Passage bewirken Ballaststoffe viel Gutes: Sie bremsen den Blutzuckeranstieg, regulieren die Insulinausschüttung und verhindern so, dass Energie in Form von Fett gespeichert wird. Vor allem sind spezielle Ballaststoffe, die sogenannten Präbiotika, ein wahres „Festessen“ für die guten Darmbakterien. Wenn sie von ihnen verstoffwechselt werden, entstehen dabei die kurzkettigen Fettsäuren Butyrat (Buttersäure), Acetat (Essigsäure) und Propionat (Propionsäure). Diese wirken nicht nur im Darm, sondern im ganzen Körper gegen Entzündungen und oxidativen Stress und können vermutlich auch vor der Entstehung von Tumoren schützen. Außerdem ziehen Darmwandzellen aus der kurzkettigen Fettsäure Butyrat Energie, die fehlt, wenn man zu wenig Ballaststoffe zu sich nimmt. Das macht zwar nicht sofort krank, verändert aber das Milieu im Darm und kann auf Dauer das Risiko für chronische Erkrankungen erhöhen. Butyrat und Co. sorgen zudem dafür, die Darmbarriere stabil zu halten. Sie fördern die Bildung einer schützenden Schleimschicht und verhindern so das sogenannte Leaky-Gut-Syndrom. Darunter versteht man eine durchlässi-

WELCHE GIBT ES? BALLASTSTOFFE IM ÜBERBLICK

unlösliche Ballaststoffe
(Zellulose, Lignin)
z. B. in Getreide, Hülsenfrüchten, Saaten, Nüssen, holzigen Anteilen von Obst und Gemüse

Quellen im Darm auf und regen die Verdauung an

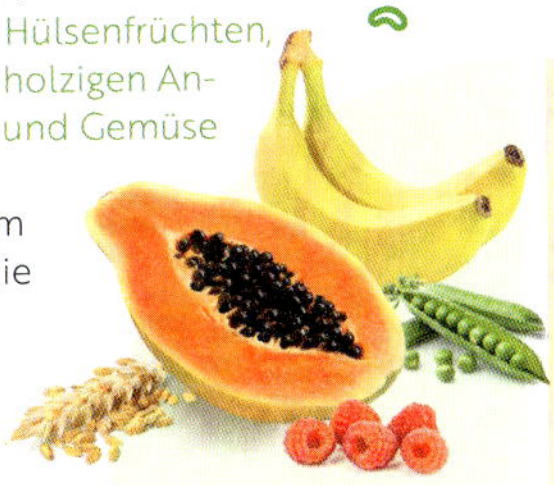

lösliche Ballaststoffe
(Pektin, Beta-Glukane)
z. B. in Getreide, Hülsenfrüchten, Obst

Sind Nahrung für die guten Darmbakterien und werden von ihnen zu kurzkettigen Fettsäuren abgebaut. Fördern die Verdauung

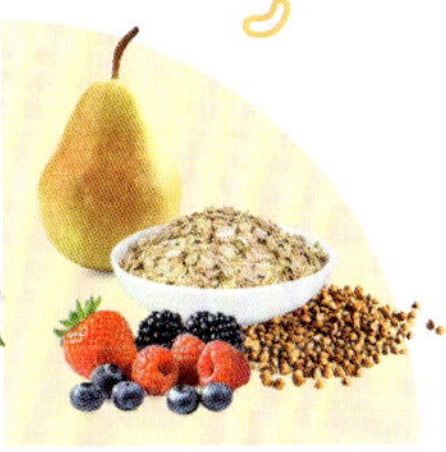

bedingt lösliche Ballaststoffe
(resistente Stärke)
z. B. in Reis, Kartoffeln, Hülsenfrüchten (v. a. abgekühlt)

Füttern die guten Darmbakterien und wirken verdauungsanregend

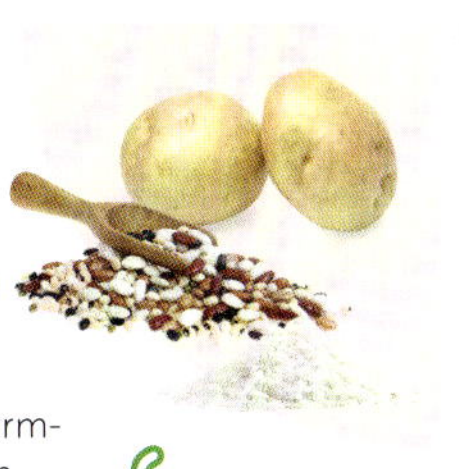

lösliche Ballaststoffe
(Oligosaccharide, Inulin)
z. B. in Zwiebel- und Lauchgewächsen, Knoblauch, Topinambur, Spargel

Ernähren als natürliche Präbiotika Bifidobakterien und Lactobazillen im Darm

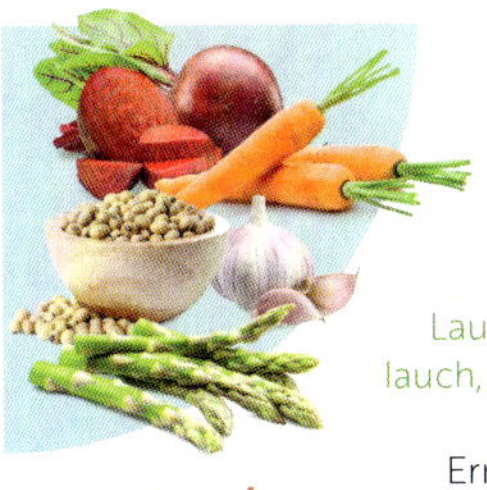

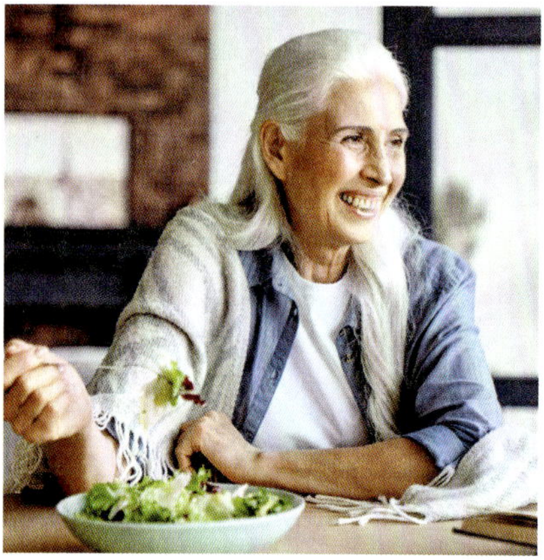

ge Darmwand, durch die schädigende Stoffe vermehrt in den Organismus gelangen und dort Entzündungen auslösen können. Studien mit Tieren lassen sogar vermuten, dass die kurzkettigen Fettsäuren auch einen Einfluss auf unsere kognitiven Fähigkeiten haben. Werden nicht genügend von ihnen im Darm gebildet, schadet dies den Mikrogliazellen im Gehirn, die sich von den Fettsäuren ernähren.

LÖSLICHE UND UNLÖSLICHE BALLASTSTOFFE

Wie die verschiedenen Ballaststoffe wirken, hängt auch davon ab, ob sie sich in Wasser lösen oder nicht. Zu den wasserlöslichen gehören etwa Pektin, Inulin und Beta-Glukan. Sie ernähren als Präbiotika die guten Darmbakterien und stecken vor allem in Obst, Gemüse und Getreide. Sie wirken unter anderem positiv auf den Zucker- und Fettstoffwechsel, regulieren die körpereigenen Abwehrkräfte und stärken das Nervensystem. Die unlöslichen Ballaststoffe, zu denen beispielsweise Zellulose oder Lignin gehören, finden sich insbesondere in Vollkornprodukten und Hülsenfrüchten. Sie quellen auf, wenn sie mit Flüssigkeit in Verbindung kommen, und fördern die Verdauung, indem sie das Stuhlvolumen vergrößern und den Weitertransport des Stuhls beschleunigen. Davon profitiert der Darm, den die unlöslichen Pflanzenfasern regelrecht putzen und so Darmerkrankungen vorbeugen und das Darmkrebsrisiko senken.

WIE VIEL BRAUCHEN WIR?

Um von all diesen positiven Wirkungen zu profitieren, reicht es nicht, ab und zu Vollkornbrot zu essen oder sich regelmäßig einen Löffel Leinsamen übers Frühstücksmüsli zu streuen. 30 Gramm Ballaststoffe pro Tag sollten wir zu uns nehmen, so die Empfehlung der Deutschen Gesellschaft für Ernährung (DGE). Besser wäre mehr, nämlich 40 Gramm. Allerdings kommen die meisten nicht einmal auf zwei Drittel der empfohlenen Menge – in Deutschland herrscht ein regelrechter Ballaststoffmangel. Der Grund dafür ist schnell gefunden: Unsere moderne westliche Ernährung mit ihren hochverarbeiteten Lebensmitteln und Fertigprodukten enthält fast keine

Ballaststoffe! Anders als vor einigen Jahrzehnten kommen Gemüse, Hülsenfrüchte, Obst und andere pflanzliche Lebensmittel bei uns nicht mehr selbstverständlich auf den Tisch. Als unsere steinzeitlichen Vorfahren noch überwiegend faserreiche Pflanzenkost vertilgten, dürften sie Schätzungen zufolge über 100 Gramm Ballaststoffe am Tag zu sich genommen haben! In den heutigen Industriegesellschaften ist verloren gegangen, was im Laufe der Evolution immer ein Hauptbestandteil der menschlichen Ernährung war. Der Trend zu schnellem, bequemem Essen hält an, für viele von uns gehören Fertiggerichte zum Alltag.

EINFACH LOSLEGEN

Aber nicht nur mit Blick auf die Ballaststoffe, die uns daher fehlen, gilt: Die beste Maßnahme, etwas für die eigene Gesundheit zu tun, ist, mit frischen Zutaten selbst zu kochen. Wer auf eine ausgewogene Ernährung mit reichlich Gemüse, Hülsenfrüchten, Vollkornprodukten, Kartoffeln, Nüssen, Samen und möglichst zuckerarmen Früchten setzt, dem wird es leicht gelingen, genügend Punkte auf seinem Ballaststoffkonto zu sammeln. Nutzen Sie diesen Masterplan als verlässlichen Guide für Ihre Ernährungsumstellung. Er zeigt Ihnen, wie Sie Ballaststoffe zum Verbündeten für Ihre Gesundheit und Ihre Figur machen.

Vorsicht vor Nahrungsergänzungsmitteln

Zuerst einmal klingt es verlockend: Statt Gemüse zu putzen, nimmt man isolierte Ballaststoffe einfach als Pulver, in Tablettenform oder als Drink zu sich. Aber: Die sind nicht nur teuer und für Gesunde nicht nötig. Sie haben auch längst nicht die gewünschte Wirkung, denn erst im Verbund mit anderen Inhaltsstoffen aus natürlichen Lebensmitteln entfalten Ballaststoffe ihr ganzes Potenzial. Mit Vorsicht ist auch das sogenannte Functional Food zu genießen. Dabei werden etwa Inulin oder andere begehrte Ballaststoffe aus natürlichen Quellen isoliert und Lebensmitteln zugesetzt, die sonst keine oder kaum Ballaststoffe enthalten. Dieses „Funktionsessen" kann ungesund sein, weil ihm häufig noch Zucker, Salz oder künstliche Aromen zugesetzt werden. Statt einer breit gefächerten Auswahl kommt nur ein hochkonzentrierter Ballaststoff zum Einsatz, was bei empfindlichen Personen zu Irritationen im Darm führen kann. Außerdem fehlen andere wertvolle Inhaltsstoffe, die in natürlichen Lebensmitteln stecken. Supplemente können nur kurzfristig hilfreich sein, etwa bei Verstopfung oder bei Unverträglichkeiten gegen ballaststoffreiche Lebensmittel.

BETA-GLUKAN, INULIN UND CO.

Ballaststoffe unterstützen den Darm und senken hohe Blutzucker- und Cholesterinwerte. Sie halten uns länger satt und machen schlank. Lesen Sie hier, was die wichtigsten pflanzlichen Faserstoffe alles können und wo Sie sie finden.

BETA-GLUKAN

Diesem Ballaststoff eilt ein großer Ruf voraus. Beta-Glukan ist ein löslicher Super-Ballaststoff, der unter anderem das Herz-Kreislauf-System stärken, den Cholesterinspiegel senken, das Mikrobiom stärken und den Blutzucker stabil halten kann. Dadurch schützt er vor Diabetes und Arterienverkalkung. Kommt Beta-Glukan mit Flüssigkeit in Verbindung, bildet es ein Gel, das die Darmwand schützt und den Magen beruhigt. Da Beta-Glukan viel Wasser binden kann, nimmt das Volumen des Speisebreis im Darm zu. Der Effekt: Wir bleiben länger satt und Nährstoffe werden langsamer resorbiert. Beta-Glukan steckt vor allem in Hafer, Gerste, Roggen, Hefe, Pilzen und Algen.

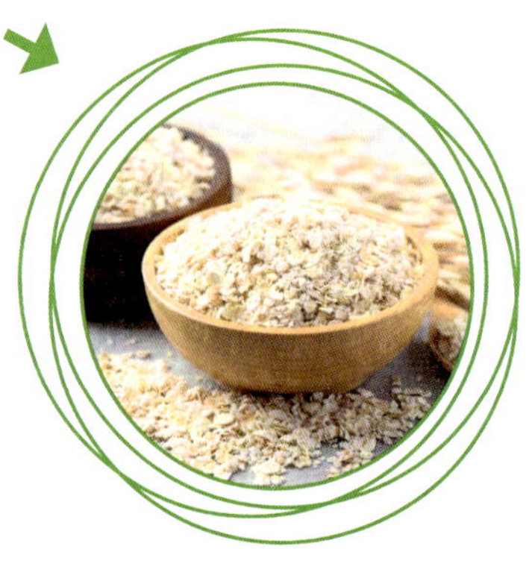

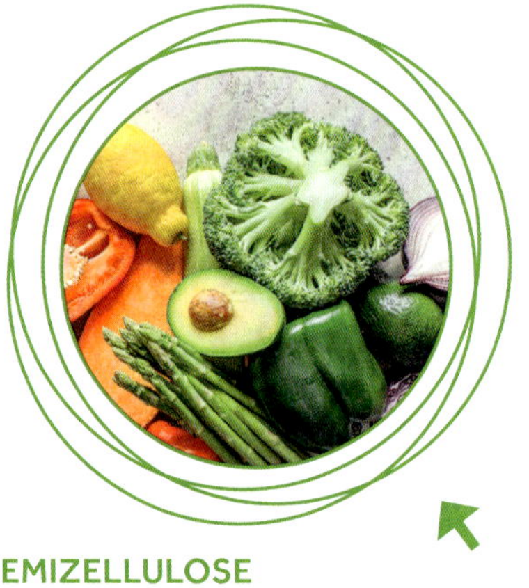

HEMIZELLULOSE

Hemizellulose gehört zur Gruppe der wasserunlöslichen Ballaststoffe und ist ein Bestandteil der pflanzlichen Zellwände. Wir können sie nicht mit körpereigenen Enzymen verdauen, sie ist aber trotzdem nützlich für den Darm, denn die Bakterien nutzen sie für den Abbau zu kurzkettigen Fettsäuren. Davon wiederum profitiert der Stoffwechsel. Hemizellulose bringt die Verdauung in Schwung und beugt Verstopfung vor. Außerdem senkt sie das Risiko für verschiedene Zivilisationskrankheiten. Der wertvolle Ballaststoff findet sich insbesondere in Vollkornprodukten, ist aber auch in Gemüse, Obst, Hülsenfrüchten, Nüssen und Samen enthalten.

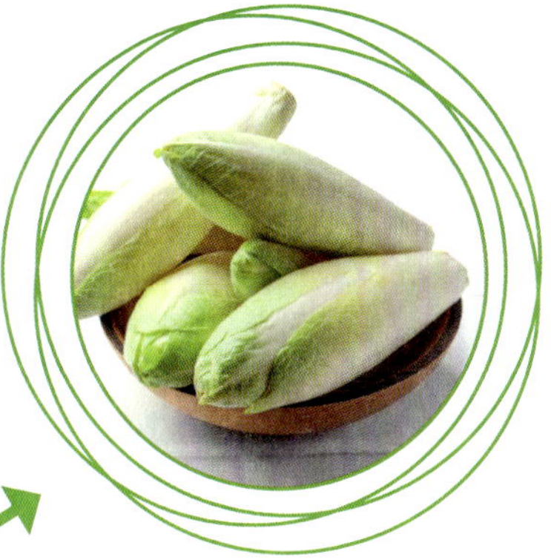

INULIN

Der wasserlösliche Faserstoff gilt als natürlicher Zuckerersatz und ist ein „Leckerbissen" für nützliche Darmbewohner wie Bifidobakterien und Laktobazillen. Sie wandeln Inulin in kurzkettige Fettsäuren um, die nicht nur dem Darm guttun. Auch sonst profitiert der Körper, denn Inulin stärkt das Immunsystem und kann die Blutfettwerte verbessern. Außerdem fördert es die Aufnahme von Kalzium und Magnesium in die Knochen, was vor allem bei Osteoporose von Bedeutung ist. Besonders viel Inulin steckt in Artischocken, Pastinaken, Topinambur, Chicorée, Schwarzwurzeln und Zwiebelgewächsen.

LIGNIN

Der wasserunlösliche Ballaststoff beugt unter anderem Verstopfung vor und kann Heißhungerattacken verhindern, da er mit ausreichend Flüssigkeit im Magen aufquillt. Ebenfalls nützlich für die schlanke Linie und einen gesunden Darm: Lignin sorgt mit seiner speziellen Struktur dafür, dass wir unsere Nahrung länger kauen. Dadurch essen wir langsamer, werden besser satt und produzieren mehr Speichel, sodass die Zähne weniger anfällig für Karies werden. Lignin ist kein Kohlenhydrat, sondern ein Holzstoff, der in Nüssen, Samen, Obstkernen, Hülsenfrüchten und Getreideschalen vorkommt.

Probiotika

Fälschlicherweise werden auch Probiotika oft zu den Ballaststoffen gezählt. De facto handelt es sich dabei aber um winzige lebende Organismen (wie Bakterien oder Hefen), die auch von Natur aus in unserem Darm vorkommen und dort zur Bakterienvielfalt beitragen können. Diese besonderen Stoffe finden sich vor allem in milchsauer vergorenen Produkten wie Joghurt, Buttermilch, Kefir, Sauerkraut oder Kimchi.

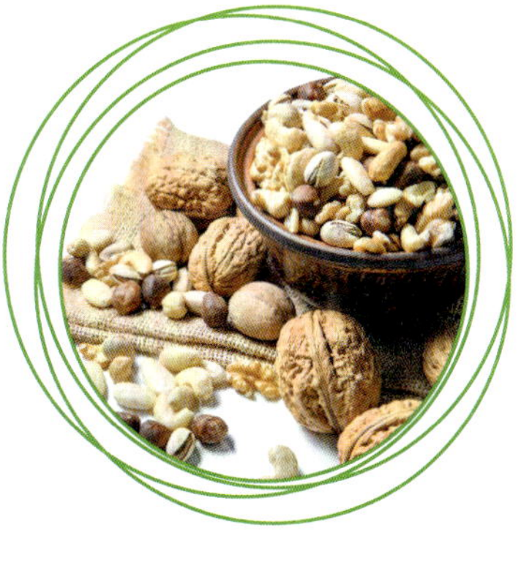

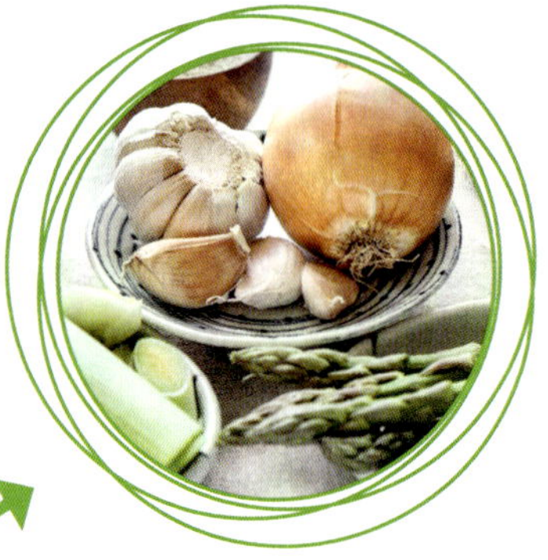

OLIGOFRUKTOSE

Oligofruktose zählt zu den wasserlöslichen Ballaststoffen und wirkt präbiotisch, dient also den im Darm ansässigen Bakterien als „Futter". Dabei fördert er das Wachstum besonders guter Bakterienstämme wie Bifidobakterien und Lactobazillen und sorgt für ein gutes Darmmilieu. Oligofruktose gehört zur Gruppe der Mehrfachzucker (Oligosaccharide), ist aber spezifisch definiert durch ihre Bausteine; sie besteht hauptsächlich aus Fruktosemolekülen. Wie andere Ballaststoffe auch kann Oligofruktose gegen Diabetes Typ 2, erhöhte Blutfettwerte und Dickdarmkrebs wirken. Sie hilft außerdem das Immunsystem zu stärken, da sich der größte Teil der körpereigenen Abwehr im Darm befindet. Um Oligofruktose über die Nahrung aufzunehmen, eignen sich Lebensmittel wie Chicorée, Zwiebeln, Knoblauch, Spargel, Bananen, Hülsenfrüchte und Roggen.

PEKTIN

Pektin findet sich natürlicherweise in den Zellwänden von Pflanzen und dient dort als stabilisierende Substanz. In unserem Körper bekämpft der lösliche Ballaststoff unter anderem Entzündungen. Außerdem hält er den Blutzuckerspiegel in Balance und senkt zu hohe Cholesterinspiegel. Dadurch wirkt er auch vorbeugend gegen Arteriosklerose. Nicht zuletzt fördert der gesunde Ballaststoff die Sättigung, hilft gegen Krankheitserreger und unterstützt die Verdauung. In Lebensmitteln wird Pektin oft als Verdicker eingesetzt. Wer sich vegan ernährt, kann es als Ersatz für tierische Gelatine nutzen. Damit sich die positive Wirkung voll entfalten kann, ist es auch bei Pektin wichtig, ausreichend Flüssigkeit zu sich zu nehmen. Pektin steckt beispielsweise in Möhren, Äpfel, Quitten, Zitrusfrüchten und Leinsamen.

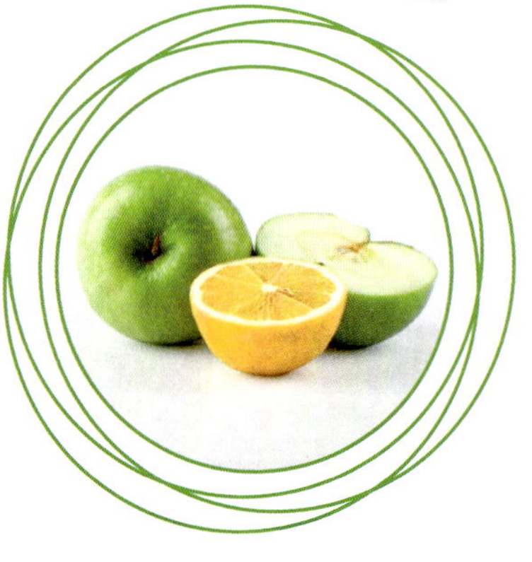

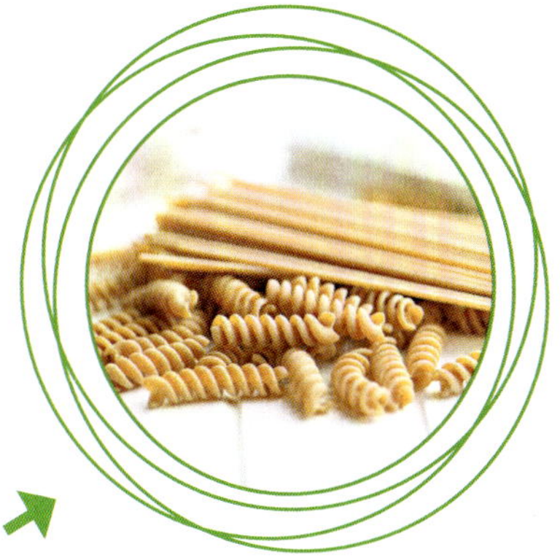

ZELLULOSE

Die meisten Darmbakterien fermentieren den unlöslichen Ballaststoff kaum, doch er macht sich auf andere Weise nützlich: Zellulose bindet Wasser, erhöht das Stuhlvolumen und bringt damit die Verdauung in Schwung. Zudem unterstützt der Stoff, der ein Hauptbestandteil pflanzlicher Zellwände ist, indirekt das Mikrobiom. Er wirkt gegen Darmentzündungen und kann das Risiko für bestimmte Darmerkrankungen verringern. Außerdem stärkt er die Barrierefunktion der Darmwand. Besonders viel Zellulose findet man in Vollkornprodukten, Hülsenfrüchten und Gemüse wie Kohl, Möhren und Fenchel.

SCHLEIMSTOFFE

Schleimstoffe setzen sich aus verschiedenen Polysacchariden, also Kohlenhydraten, zusammen und quellen in Kontakt mit Wasser stark auf. Dabei bilden sie eine zähe, schleimige Masse. Sie wirken vor allem im Magen-Darm-Trakt und auf die Schleimhäute des Darms. In der Regel werden sie aus den Samenhüllen bestimmter Pflanzen gewonnen. Lieferanten für Schleimstoffe sind zum Beispiel Floh-, Chia- und Leinsamen, Hülsenfrüchte und Roggenbrot.

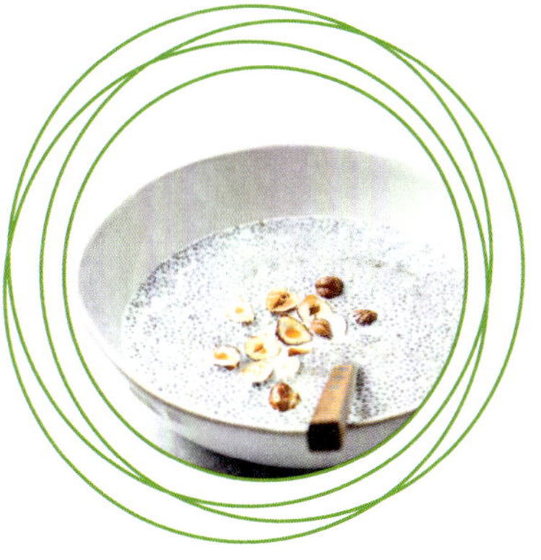

Sonderfall resistente Stärke

Wenn Kartoffeln, Nudeln oder Reis gekocht werden und dann längere Zeit abkühlen, entsteht dabei ein Super-Ballaststoff namens resistente Stärke. Durch das Abkühlen wird ein chemischer Prozess in Gang gesetzt, bei dem ein Teil der Stärke innerhalb von 12 Stunden ihre chemische Struktur so verändert, dass sie für den Körper fast unverdaulich wird. Nur die Darmbakterien können den präbiotischen Ballaststoff noch „knacken". Von Natur aus ist resistente Stärke in Hülsenfrüchten, geschrotetem Getreide und unreifen Bananen enthalten.

BALLASTSTOFFE ALS SCHUTZ VOR VOLKSKRANKHEITEN

Wer genug Quell- und Faserstoffe zu sich nimmt, senkt damit sein Risiko für verschiedene Erkrankungen – das reicht von Diabetes bis Übergewicht. Erfahren Sie hier das Wichtigste über die erstaunlichen Zusammenhänge.

Die Liste der positiven Wirkungen, die Ballaststoffe auf unsere Gesundheit haben, ist lang. Wer regelmäßig Ballaststoffe aus unterschiedlichen Quellen auf den Teller bringt, kann von vielen erwünschten „Nebenwirkungen" profitieren. So haben Menschen, die sich ballaststoffreich ernähren, beispielsweise seltener Herz-Kreislauf-Erkrankungen, Bluthochdruck, hohe Blutfettwerte und ein geringeres Risiko für verschiedene Krebsarten. Im Auftrag der Weltgesundheitsorganisation (WHO) werteten Forschende aus Neuseeland für eine Studie Daten aus, die 100 Millionen „Menschenjahre" widerspiegeln. Dabei zeigte sich, dass diejenigen, die jeden Tag mehr als 25 Gramm Ballaststoffe zu sich nehmen, ein um 15 bis 30 Prozent niedrigeres Risiko für die großen Volkskrankheiten unserer Zeit hatten als Vergleichspersonen, die weniger als 15 Gramm aßen. Die Sterberate der Ballaststoff-Freunde durch Herzerkrankungen war sogar um gut ein Drittel reduziert. Schauen wir uns die einzelnen Erkrankungen und die Rolle der Ballaststoffe einmal genauer an:

- **Herz-Kreislauf-Erkrankungen**

Ballaststoffe wirken auf Umwegen über das Immunsystem auf unser Herz und die Gefäße. Dafür stellen die guten, gesundheitsfördernden Darmbakterien unter anderem die kurzkettigen Fettsäure Propionsäure her, die in der Lage ist, die schädlichen Folgen von Bluthochdruck zu mildern – weil sie sogenannte T-Helferzellen, die entzündliche Prozesse befeuern und Bluthochdruck mitverursachen, beruhigen kann. Außerdem binden Ballaststoffe im Darm Gallensäuren und tragen dadurch mit dazu bei, den Cholesterinspiegel zu senken.

- **Diabetes**

Auch auf den Zuckerstoffwechsel wirken Quell- und Faserstoffe regulierend. Vor allem Beta-Glukane und Pektine (siehe Seiten 10 und 12) können Blutzuckerspitzen abmildern und somit einer Insulinresistenz entgegenwirken. Eine ballaststoffreiche Ernährung verbessert die Insulinwirkung und kann dadurch das Diabetesrisiko deutlich reduzieren. Die Deutsche Diabetesgesellschaft rät daher sogar zu 40 Gramm Ballaststoffen täglich. Wer Insulin nimmt und seine Ernährung auf mehr Ballaststoffe umstellen möchte, sollte das bei der Dosis bedenken und mit seiner Ärztin oder seinem Arzt besprechen.

- **Darmerkrankungen**

Schleimhautausstülpungen, sogenannte Divertikel, in der Darmwand können harmlose Formveränderungen sein, zu deren Entstehung unter anderem eine ballaststoffarme Ernährung beiträgt. Es kann aber auch eine Darmentzündung (Divertikulitis) daraus entstehen, die in Schüben immer wieder auftritt. Durch Ballaststoffe wird die Stuhlkonsistenz weicher, was mögliche Beschwerden durch Divertikel lindern sowie vor Entzündungsschüben schützen kann. Unerlässlich: Wer an einer Darmerkrankung – welcher Art auch immer – leidet, der sollte sich, wenn er seine Ernährung auf mehr Ballaststoffe umstellen möchte, vorab mit einem Gastroenterologen besprechen bzw. eine Ernährungsberatung kontaktieren.

- **Übergewicht**

Gegen Übergewicht wirken Ballaststoffe gleich auf mehreren Ebenen: Sie bringen die Verdauung in Schwung, verhindern Heißhungerattacken und sorgen dafür, dass sich im Mikrobiom mehr gute, schlank machende Bakterien ansiedeln. Hinzu kommt, dass Ballaststoffe über die Darm-Hirn-Achse Signale aus dem Mikrobiom ans Gehirn verändern können – und zwar dahingehend, dass über Neuropeptide ein Sättigungsgefühl im Hypothalamus hervorgerufen wird (siehe Seite 19). Vor allem Präbiotika gelten daher als effektive Supporter, um überschüssige Pfunde loszuwerden. Und noch eine gute Nachricht: Eine US-amerikanische Studie konnte zeigen, dass Ballaststoffe bestimmte Bakterien fördern, welche wiederum Botenstoffe abgeben, die dem Stimmungstief beim Abnehmen entgegenwirken.

- **Krebs**

Ballaststoffe hemmen Entzündungen und fördern schützende Darmbakterien, das senkt das Risiko für Darmkrebs. Bei diesem Effekt spielen möglicherweise aber auch andere pflanzliche Inhaltsstoffe eine Rolle. Fest steht: Wird der Darm gut mit Ballaststoffen gefüttert und die Verdauung in Schwung gebracht, kommen potenziell krebserregende Stoffe nicht lange mit der Darmschleimhaut in Berührung. So wird die Gefahr, an Dickdarmkrebs zu erkranken, verringert. Darüber hinaus stärkt die Fettsäure Butyrat die Darmbarriere und kann das Wachstum von Tumorzellen hemmen. Wer genug Ballaststoffe zu sich nimmt, ernährt sich pflanzenbetont und konsumiert meist weniger rotes oder verarbeitetes Fleisch. Auch das trägt dazu dabei, das Darmkrebsrisiko zu senken.

BEKOMME ICH GENUG BALLASTSTOFFE?

Viele tun sich schwer, jeden Tag ausreichend Ballaststoffe aufzunehmen. Wenn Sie unsicher sind, ob Sie Ihren Darm gut füttern, machen Sie diesen Test zur groben Orientierung. Er dient auch dazu, Ihr eigenes Essverhalten einzuschätzen, mögliche Schwachstellen zu erkennen und zu verbessern.

Wie oft essen Sie Gemüse?

Jeden Tag zwei bis drei Portionen 3
Zwei- bis dreimal pro Woche 2
Ich mag kein Gemüse 1

Wie sieht es beim Obst aus?

Das esse ich täglich 3
Unregelmäßig ein paar Mal in der Woche 2
Nur im Ausnahmefall oder gar nicht 1

Wofür entscheiden Sie sich beim Brot?

Ich nehme fast immer Vollkornbrot 3
Manchmal esse ich Weiß-, manchmal Vollkornbrot 2
Ich wähle immer Weißbrot 1

Kochen Sie selbst mit viel pflanzlichen Lebensmitteln?

Ja, so gut wie jeden Tag 3
Eher selten, aber ich esse manchmal Rohkost 2
Ich ernähre mich überwiegend mit Fertigkost 1

Trinken Sie mindestens 1,5 Liter Wasser pro Tag?

Ja, das schaffe ich 3
Ich bemühe mich, vergesse es aber oft 2
Das schaffe ich nicht 1

Gehören Hülsenfrüchte zu Ihrem Speiseplan?

Ja, die esse ich zwei- bis dreimal pro Woche 3
Nur unregelmäßig ein paar Mal mal im Monat 2
Nein, die esse ich selten bis nie 1

Wie sieht eine Hauptmahlzeit bei Ihnen aus?

Bei mir gibt's viel Gemüse, Salat und Vollkornprodukte 3
Meist kommt Fleisch mit Nudeln auf den Tisch 2
Ich esse überwiegend Fast Food und Weißmehlprodukte 1

Essen Sie regelmäßig Rohkost?

Ja, so gut wie jeden Tag 3
Nur selten 2
Nein, das ist nichts für mich 1

Sind Nüsse, Samen und Kerne ein fester Bestandteil Ihrer Küche?

Ja, das sind wichtige Zutaten für mich 3

Manchmal kommen die bei mir auf den Teller 2

Nein, so etwas mag ich nur geröstet und gesalzen 1

Welchen Stellenwert haben Ballaststoffe für Sie?

Sehr wichtig. Wenn ich zu wenig habe, peppe ich auf 3

Bei mir gilt eher das Zufallsprinzip 2

Ballaststoffe, was ist das noch mal? 1

AUSWERTUNG

▶ 26 und mehr Punkte

Sie haben ein sehr gutes Ergebnis. Ihre Versorgung mit Ballaststoffen dürfte ausreichend sein. Wahrscheinlich kommen Sie bereits auf 30 Gramm täglich und haben sich an gesunde Mengen gewöhnt. Wenn Sie noch mehr erreichen wollen, steht dem nichts im Wege. Sicherlich finden Sie in diesem Buch neue Anregungen und Rezepte.

▶ 16 bis 25 Punkte

Keine Frage, Sie sind auf dem richtigen Weg, können aber mit kleinen Maßnahmen bestimmt noch mehr erreichen. Mit den Informationen, Tipps und Tricks aus diesem Masterplan können Sie ohne großen Aufwand zusätzliche Punkte auf Ihrem Ballaststoffkonto sammeln. Nutzen Sie unsere Rezepte für neue Ideen und als Hilfestellung, um Ihre Mengen langsam zu steigern.

▶ 15 und weniger Punkte

Bei Ihnen ist noch viel Luft nach oben. Gut, dass Sie sich dieses Buch gekauft haben und offenbar etwas ändern wollen. Wahrscheinlich wissen Sie, was nicht optimal bei Ihnen läuft. Wichtig ist, dass Sie Ihre guten Vorsätze langsam Schritt für Schritt umsetzen, da Ihr Darm noch nicht an größere Ballaststoffmengen gewöhnt ist. Der Masterplan wird Ihnen dabei helfen.

WISSENSWERTES AUS DER FORSCHUNG

Die Wissenschaft beschäftigt sich zunehmend mit der Bedeutung von Ballaststoffen. Ob gegen Heißhunger, Depressionen oder Lebensmittelvergiftungen – lesen und staunen Sie hier, was Forschende alles über die pflanzlichen Faserstoffe herausgefunden haben.

OHNE BALLASTSTOFFE SCHWÄCHELN DIE ABWEHRKRÄFTE

Wer fettreich und ballaststoffarm isst, bekommt es sofort mit unangenehmen Folgen zu tun. Eine Studie des Universitätsklinikums Hamburg Eppendorf zeigte, wie schnell man anfälliger für Krankheiten wird, wenn zu wenig Quell- und Faserstoffe in den Darm gelangen. Dafür aßen Probandinnen und Probanden zunächst fünf Tage lang ballaststoffreich und dann weitere fünf Tage bewusst viel Fett und wenig Ballaststoffe. Sobald die Ballaststoffe ausblieben, sank der Anteil bestimmter kurzkettiger Fettsäuren im Körper, was wiederum die Funktion von Immunzellen drosselte und anfälliger für Infektionen machte. Kehrten die Testpersonen zu einer ausgewogenen ballaststoffreichen Ernährung zurück, wurde die körpereigene Abwehr genauso schnell wieder fit. Die Studie belegt eindrucksvoll, dass bereits kurzfristige Abweichungen von einer gesunden Ernährung erhebliche Konsequenzen für unser Immunsystem haben können.

SCHUTZ VOR LEBENSMITTELVERGIFTUNGEN

Unser Körper ist vielen Gefahren ausgesetzt. Dazu zählen auch Vergiftungen beispielsweise durch verunreinigte Lebensmittel. An der Universität Cambridge fand man heraus, dass Ballaststoffe nützliche Darmbakterien, sogenannte Faecali-Bakterien, fördern, die vor Krankheitserregern schützen und einige weit verbreitete Verursacher von Lebensmittelvergiftungen vernichten können. „Ob jemand an einer Vergiftung leidet oder nicht, hängt stark von der Anwesenheit der Schutzbakterien im Darm ab", heißt es in der Studie.

GUTES FÜR DARM UND SEELE

Nicht nur unser Körper profitiert von Ballaststoffen, sondern auch die Psyche. Wer genug von den Gesundheits-Boostern zu sich nimmt, kann sein Risiko für Depressionen verringern, wie eine iranische Studie ergab. Demnach haben Menschen, die sich ballaststoffreich ernähren und auf die empfohlenen Mengen kommen, ein um 33 Prozent geringeres Risiko für Ängste; das für starke psychologische Belastungen fällt um 29 Prozent geringer aus. Bei Frauen, die viele Ballaststoffe essen, ist die Gefahr, an Depressionen zu erkranken, am kleinsten.

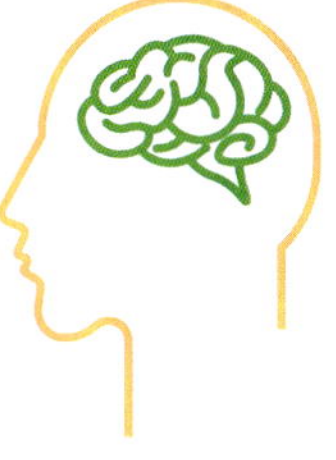

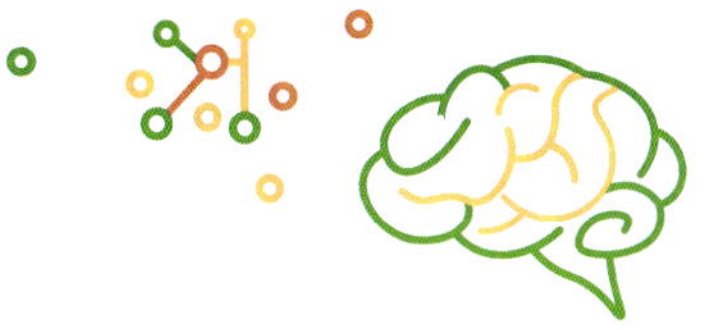

NATÜRLICHE APPETITZÜGLER

Forschende der Imperial Colleges in London wollten der appetitzügelnden Wirkung von Ballaststoffen auf den Grund gehen und untersuchten dafür im Tierversuch den Hirnstoffwechsel. Dabei stellten sie fest, dass Abbauprodukte fermentierter Ballaststoffe, sogenannte Acetate, über den Blutkreislauf ins Gehirn gelangten und sich im Hypothalamus (der unter anderem für das Hungergefühl zuständig ist) anreicherten. Das sorgte dafür, dass sich dort die Anzahl appetithemmender Moleküle vervierfachte und Mäuse, die mehr Ballaststoffe zu sich nahmen, weniger fraßen.

HOCHVERARBEITETE LEBENSMITTEL LASSEN DEN DARM VERKÜMMERN

Eine abwechslungsreiche, pflanzenbasierte Ernährungsweise mit faserreichen, frischen und unverarbeiteten Lebensmitteln ist für die Darmgesundheit das A und O. Gleich mehrere Studien kommen zu dem Ergebnis, dass sich hochverarbeitete Lebensmittel wie Fast Food und Fertiggerichte negativ auf unser Mikrobiom auswirken und die Bakterienvielfalt ungünstig beeinflussen. Die Besiedlung des Darms mit „guten" Bakterien wie Bifidobakterien, Butyricoccus und Lachnospiracea, die in der Lage sind, aus Ballaststoffen durch Fermentation kurzkettige Fettsäuren zu bilden (siehe Seite 7), nimmt dadurch mehr und mehr ab. Ungünstige Bakterien wie Bilophila, Clostridium und Parabacteroides vermehren sich dagegen überproportional. Diese sind mitverantwortlich dafür, dass es zu einer Störung der Darmbarriere und einem Leaky Gut kommt (siehe Seite 7 f.).

MEHR BALLASTSTOFFE: SO BRINGEN SIE DAS BESTE AUF DEN TELLER

Theoretisch sind mindestens 30 Gramm Ballaststoffe täglich ganz gut zu schaffen. Damit es aber auch in der Praxis klappt, brauchen Sie etwas Basiswissen, neue Routinen und – wenn Sie noch nicht daran gewöhnt sind – ein bisschen Zeit.

Ballaststoffe sollten ab jetzt ein selbstverständlicher Teil Ihrer täglichen Kost werden. Das gelingt am besten, wenn Sie neue Routinen entwickeln, auf die Sie schon bald nicht mehr verzichten möchten. Dann müssen Sie nicht mehr jeden Tag neu darüber nachdenken, ob und wie Sie Ihr Pensum schaffen. Wichtig ist, dass Sie langsam vorgehen, um sich an die Ballaststoffe zu gewöhnen.

DIE MISCHUNG MACHT'S

Die Rezepte und Wochenpläne in diesem Buch werden Ihnen die Umstellung leichter machen, als Sie vielleicht denken. Darüber hinaus hilft es, wenn Sie drei Lebensmittelgruppen beim Einkaufen immer auf dem Schirm haben. Mit ihnen sind Sie auf der sicheren Seite, wenn Sie von der ganzen Bandbreite der Ballaststoff-Benefits profitieren wollen. Es gilt: je vielfältiger, desto besser.

- Das sind zum einen Vollkornprodukte (wie Haferflocken, Vollkornbrot, -reis und -nudeln), Nüsse (vor allem Mandeln, Walnüsse und Pistazien) sowie Samen (Lein-, Floh-, Hanf- oder Chiasamen).
- Zur zweiten Gruppe gehören Hülsenfrüchte wie Linsen, Bohnen, Erbsen und Kichererbsen. Diese supernahrhaften und preiswerten „Früchte" erleben derzeit glücklicherweise ein Comeback, nachdem sie lange als Armeleuteessen von den Tellern verbannt wurden. Bauen Sie sie, um unliebsame Nebenwirkungen wie Blähungen zu vermeiden, Schritt für Schritt in Ihre Ernährung ein.
- Gemüse und Obst bilden die dritte Gruppe. Möhren, Kohl, Paprikaschoten

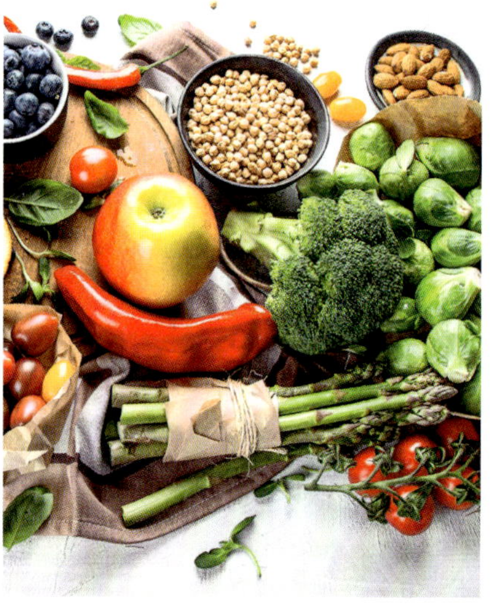

Was ist eigentlich Vollkorn?

Hier ist der Name Programm. Wer Vollkornprodukte isst, nimmt alle wesentlichen Teile des Korns auf, also Schale, Keimling und Mehlkörper. Beim Verarbeiten werden nur die Hüllen entfernt, alles andere bleibt erhalten. Ob Hafer, Dinkel oder Quinoa – jedes ungeschälte (Pseudo-)Getreide mit Keimling ist Vollkorngetreide (siehe Seite 50). Die Produkte daraus enthalten mehr Ballast- und andere wertvolle Nährstoffe als Weißmehlprodukte, da die Quell- und Faserstoffe vor allem in den Randschichten des Korns stecken. Übrigens: Ein Brot darf nur Vollkornbrot heißen, wenn auch wirklich Vollkorn drin ist. Es gibt grobe und feinkörnige Vollkornbrote, Letztere sind meist gräulich und daher nicht unbedingt erkennbar. Achtung: Häufig sind Backwaren auch einfach nur gefärbt oder ihnen wurden ein paar Samen beigemengt. Sie sehen aus, als sei Vollkorn drin, ist es aber nicht.

und Co. sind nährstoffreich und kalorienarm. Sie liefern neben Ballaststoffen auch reichlich Vitamine und Mineralstoffe. Genießen Sie Gemüse am besten abwechselnd schonend gekocht und roh. Auch Obst (möglichst zuckerarm und mit Schale) ist ein erstklassiger Lieferant für Quell- und Faserstoffe.

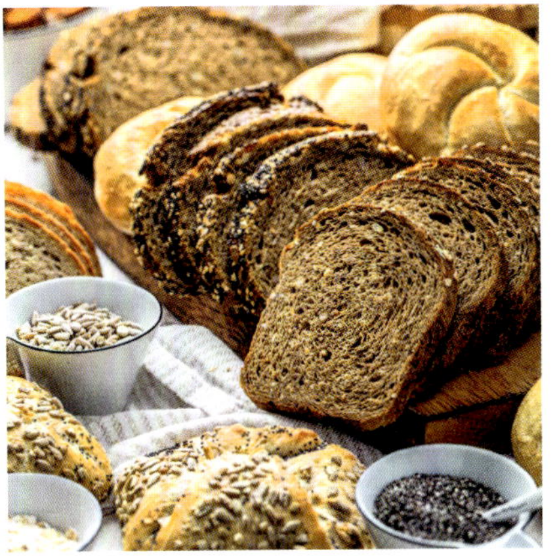

Ballaststoffreiche Trockenfrüchte sind zwar ein prima Ersatz für Süßigkeiten. Wegen des hohen Zuckergehalts sollte man Datteln, Rosinen und Co. aber nur in kleinen Mengen verzehren.

ÜBER DEN TAG VERTEILT

Idealerweise verteilen Sie die Ballaststoffe auf die einzelnen Mahlzeiten des Tages. Starten Sie beispielsweise mit Vollkornbrot, Haferflocken oder Vollkornmüsli zum Frühstück. Oder peppen Sie Ihren Joghurt einfach mit Beeren und einem Löffel Leinsamen auf. Setzen Sie mittags auf Abwechslung: Mal kommen Dinkel- und Vollkornnudeln als Alternativen zu den üblichen Beilagen auf den Teller, mal gibt's Hülsenfrüchte. Abends ist dann Gemüsezeit. Wenn Sie dafür neue Lieblingsgerichte suchen: Im Rezeptteil finden Sie viele Anregungen.

DIE WICHTIGSTEN BALLASTSTOFF-QUELLEN IM ÜBERBLICK

Auch wenn Sie nicht nach den Rezepten in diesem Buch kochen, können Sie Ihren Ballaststoffbedarf leicht decken, wenn Sie möglichst oft diese Lebensmittel auf den Teller bringen. Lernen Sie hier Ihre neuen besten Freunde in Sachen Darmgesundheit kennen – und orientieren Sie sich zusätzlich auch an den Tabellen auf Seite 120.

BEEREN

An frischem Obst führt kein Weg vorbei, wenn Sie Ihre Ernährung mit Ballaststoffen aufwerten möchten. Besonders geeignet sind dafür Beeren, denn sie liefern reichlich Quell- und Faserstoffe, ohne unseren Körper mit vielen

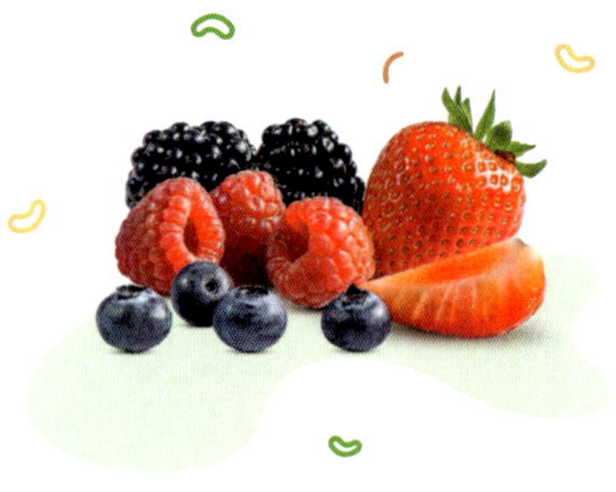

Kalorien oder zu viel Fruchtzucker zu belasten. Ob Erd-, Him-, Blau- oder Johannisbeeren: Je nach Sorte liefern die kleinen Powerpakete 5 bis 7 Gramm Ballaststoffe pro 100 Gramm. Am besten genießen Sie die kleinen Früchte roh. Dann profitieren Sie auch von den enthaltenen Vitaminen und wertvollen sekundären Pflanzenstoffen.

GRÜNE BANANEN

Viele bevorzugen sie eher als reife gelbe Früchte, doch für die optimale Versorgung mit Ballaststoffen sind unreife grüne Bananen optimal. Die gelten wegen ihres hohen Gehalts an resistenter Stärke als ausgesprochen gesund, denn

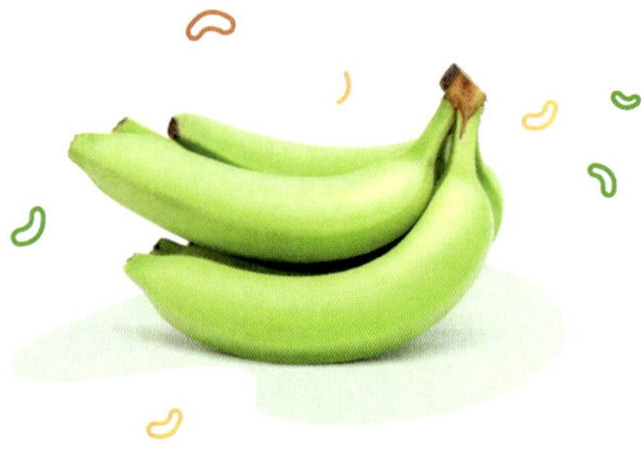

diese spezielle Stärkeart wird erst im Dickdarm fermentiert und dient dort als „Futter" für erwünschte Darmbakterien (siehe Seite 13). Zudem liefern grüne Banane mehr Kalium als reife. Auch wer von Diabetes Typ 2 betroffen ist, sollte eher zu den grünen Früchten greifen, da sie weniger Zucker enthalten und den Insulinspiegel schonen.

ROSENKOHL

Das Wintergemüse liefert hauptsächlich (nämlich zu etwa 80 Prozent) unlösliche Ballaststoffe, die ein gesundes Mikrobiom fördern. Darmbakterien bauen diese Substanzen zu kurzkettigen Fettsäuren ab, von denen sich die Darmschleimhaut ernährt und das Immunsystem profitiert (siehe Seite 7). Rosenkohl enthält neben Ballaststoffen viele Vitamine (allen voran Vitamin C), Mineralstoffe, pflanzliches Eiweiß sowie Bitterstoffe. Auch mit sekundären Pflanzenstoffen, die unsere Zellen vor freien Radikalen und oxidativem Stress schützen, trumpfen die kleinen grünen Kohlköpfe auf. Dank des Inhaltsstoffs Sulforaphan können sie möglicherweise sogar das Risiko für Krebserkrankungen senken. Ebenso gute Ballaststofflieferanten – und zugleich erstklassige Gesundheits-Booster – sind auch andere Mitglieder aus der großen Kohlfamilie wie Grünkohl, Rot- und Weißkohl sowie Wirsing, Brokkoli und Blumenkohl.

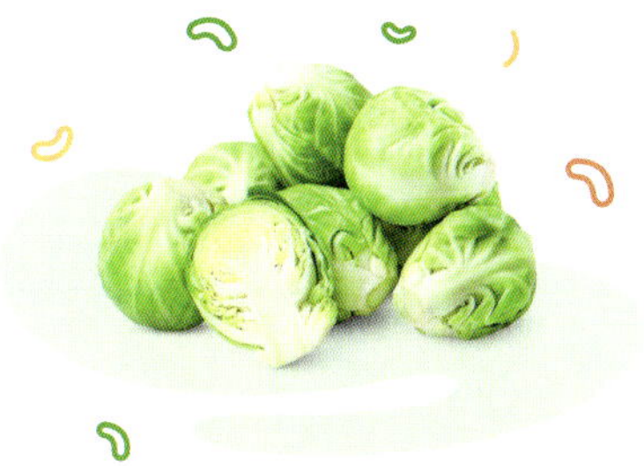

HÜLSENFRÜCHTE

Ob Linsen, Kichererbsen oder Bohnen, ob frisch gekocht, aus der Konserve oder als Tiefkühlkost – Hülsenfrüchte gehören zu den Top-Lieferanten für Ballaststoffe. In der Küche sind sie vielseitig einsetzbar und haben über ihren hohen Gehalt an Nahrungsfasern hinaus noch viele andere Vorteile. So gelten die kleinen Multitalente zu Recht als Schlankmacher, weil sie bei wenig Fett prima sättigen. Sie liefern hochwertiges Eiweiß, das sie wertvoll für den Muskelaufbau macht, und B-Vitamine. Zudem punkten Hülsenfrüchte mit Mineralstoffen wie Eisen, Kalium, Kalzium und Magnesium. Dass sie Blähungen verursachen können, hat die Mini-Kraftpakete ein bisschen in Verruf gebracht, ist aber kein Grund zur Sorge. Hat man sich erst einmal an Hülsenfrüchte gewöhnt, lassen Bläh-Effekte nach. Das Garen mit (Kreuz-)Kümmel, Anis- oder Fenchelsamen macht die Hülsenfrüchte bekömmlicher.

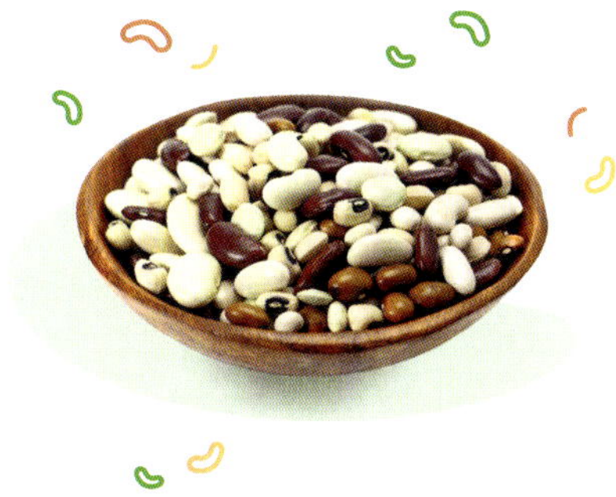

HAFERFLOCKEN

Die beliebten Frühstücksflocken sind eine Top-Quelle für Ballaststoffe. Mit 10 Gramm pro 100 Gramm erreichen sie Spitzenwerte und können helfen, die empfohlene Tagesration leichter zu schaffen. Hinzu kommt, dass Haferflocken vor allem lösliche Ballaststoffe (insbesondere die wertvollen Beta-Glukane) enthalten. Die machen lange satt, können die Cholesterinaufnahme und damit auch den Cholesterinspiegel senken und halten den Blutzucker stabil. Deshalb gelten Haferflocken auch als Superfood für Menschen mit Diabetes. Außerdem können die Flocken

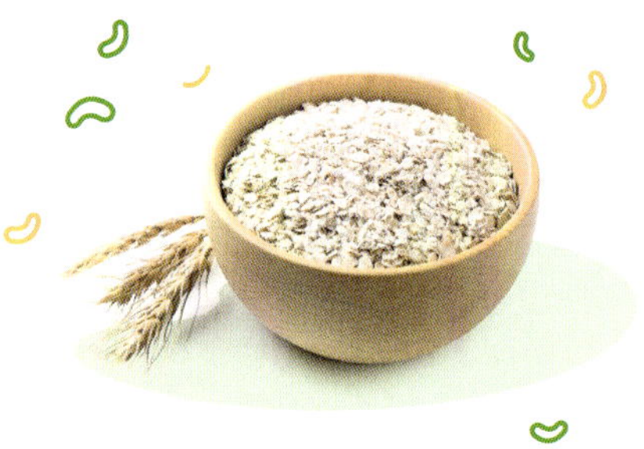

mit essenziellen Aminosäuren, Mineralstoffen (wie Eisen, Zink und Magnesium) sowie B-Vitaminen und Vitamin E punkten. Ob Sie die zarte oder kernige Variante wählen, ist Geschmackssache, für den Ballaststoffgehalt spielt das keine Rolle. Alle Gesundheits-Benefits liefern natürlich auch andere Produkte aus Hafer – allen voran Haferkleie.

BIRNEN

Eine mittelgroße Birne enthält 6 Gramm Ballaststoffe und deckt damit etwa ein Fünftel des täglichen Bedarfs. Damit gehören die heimischen Früchte zu den ballaststoffreichsten Obstsorten überhaupt. Wer sie verspeist, profitiert von allen Vorteilen, die die Nahrungsfasern zu bieten haben. Die leicht verdaulichen und magenfreundlichen Birnen können aber noch mehr: Sie sind vitamin- und mineralstoffreich und stecken voller wertvoller Antioxidantien, die die Zellen vor freien Radikalen schützen und das Immunsystem stärken. Das gilt übrigens auch für das Lieblingsobst der

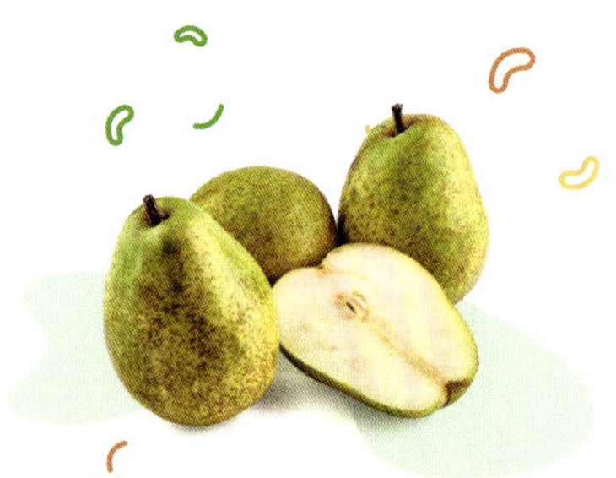

Deutschen, für Äpfel, die allerdings etwas weniger Ballaststoffe enthalten als Birnen. Wichtig zu wissen: Verzehren Sie Bio-Birnen unbedingt mit Schale, denn darin stecken neben den meisten Ballaststoffen auch die meisten Vitamine. Wer eine Fruktoseintoleranz hat, sollte auf Birnen besser verzichten, da sie relativ viel Fruchtzucker enthalten.

TOPINAMBUR

Diese Knolle kennt nicht jeder. Doch Topinambur gehört zu den alten Sorten, die derzeit eine Renaissance erleben. Und das ist gut so! Es lohnt sich nämlich nicht nur in geschmacklicher, sondern auch in gesundheitlicher Hinsicht, das Wurzelgemüse öfter auf den Teller zu bringen. Denn zusammen mit Schwarzwurzeln führt es die Hitliste der Ballaststofflieferanten an und kann immerhin mit 12 Gramm pro 100 Gramm punkten. Die spezielle Zusammensetzung dieser Ballaststoffe hat der Knolle den Ruf als gesündere Kartoffel oder Diabetiker-Kartoffel beschert. Im Ge-

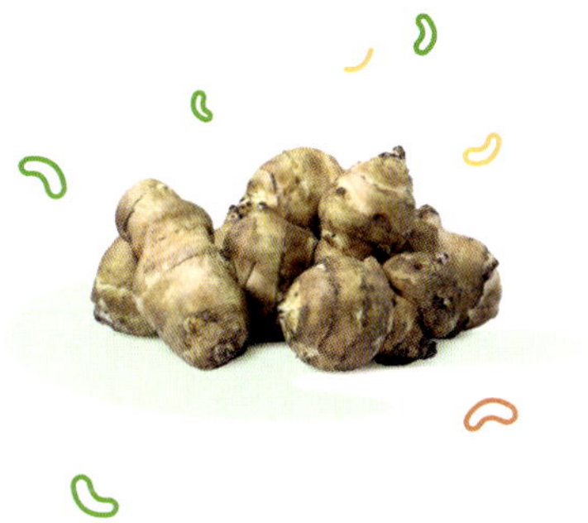

gensatz zu Kartoffeln enthält Topinambur nämlich keine Stärke, sondern den wichtigen Ballaststoff Inulin, der mit seiner präbiotischen Wirkung das Darmmikrobiom stärkt und den Blutzuckerspiegel stabil hält. Außerdem sättigt Topinambur gut, hat aber kaum Kalorien und ist reich an Mineralstoffen und Vitaminen (vor allem B-Vitamine).

PAPRIKASCHOTEN

Ob grün, gelb oder rot: Paprikaschoten bringen nicht nur frische Farbe auf den Teller. Sie liefern mit 3 bis 4 Gramm pro 100 Gramm ähnlich viel Ballaststoffe wie Möhren, Rote Bete oder Sellerie. Damit liegen die bunten Schoten im Ranking zwar hinter den Hülsenfrüchten, sind aber in der Küche vergleichsweise schnell und unkompliziert zuzubereiten, da sie roh ebenso schmecken wie gekocht. Dazu kommen weitere Pluspunkte: Paprikaschoten gelten als wahre Vitaminwunder – sie enthalten sogar mehr Vitamin C als Zitrusfrüchte. Das stärkt unter anderem das Immun-

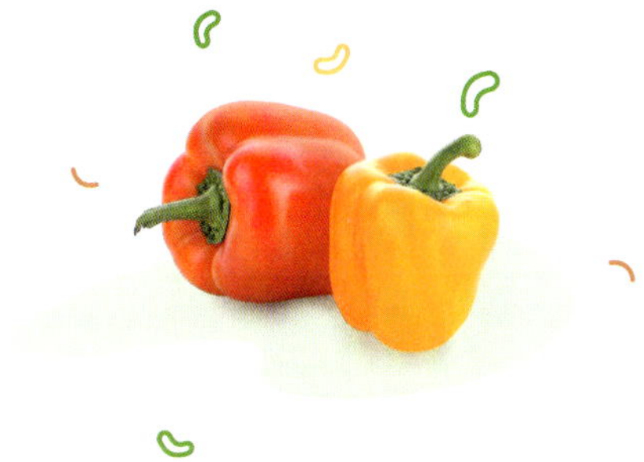

system. Zudem ist das Gemüse reich an Antioxidantien, die die Zellen schützen und positiv auf die Sehkraft und die Haut wirken. Mit einem hohen Wassergehalt von etwa 90 Prozent sind die verdauungsfördernden Schoten auch echte Schlankmacher. Je reifer Paprika sind, desto besser: Rote Schoten enthalten die meisten Nährstoffe.

TIPPS UND TRICKS ZUM AUFPEPPEN

Manchmal helfen kleine Hacks, um die Ballaststoffbilanz mit geringem Aufwand zu verbessern. Egal, ob Sie ein paar Samen übers Müsli streuen, den Bio-Apfel mit Schale genießen oder auf Hülsenfruchtnudeln umsteigen ...

Mit Schale bitte

Oft ist es reine Gewohnheit. Viele Menschen schneiden routinemäßig die Schale ab, wenn sie Äpfel, Birnen, Gurken oder auch Pellkartoffeln essen. Mit Rücksicht auf den Vitamin- und Ballaststoffgehalt sollten Sie das lieber lassen. Denn die besten Nähr- und die meisten Ballaststoffe sitzen in oder direkt unter der Schale. Aus hygienischen Gründen reicht es, Bio-Obst und -Gemüse gründlich zu waschen und mit einem Tuch abzutrocknen.

Nüsse dazugeben

Geben Sie Ihrem Essen einen sättigenden Mehrwert, indem Sie Salate, Kuchen, Käse oder Obst mit Nüssen oder Kernen aufpeppen. Auch als Snack zwischendurch eignen sich die Powerpakete sehr gut, weil sie den Blutzuckerspiegel nicht so stark ansteigen lassen. Behalten Sie dabei aber die Kalorien im Blick. Mehr als eine Handvoll Nüsse täglich sollten es nicht sein.

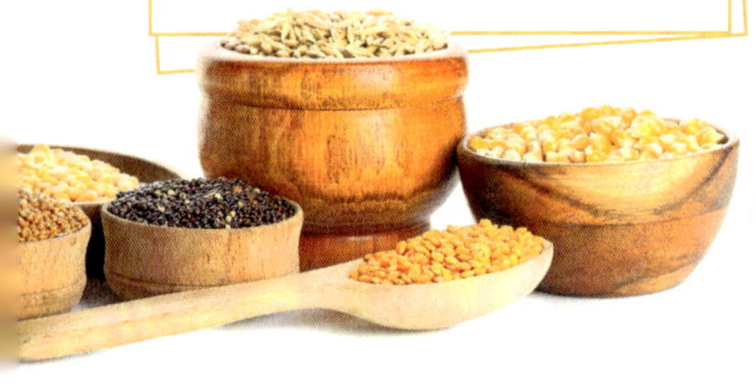

Beilagen mit Ballaststoffen

Sie lieben leckere Beilagen wie Nudeln oder Reis? Auch die lassen sich ein wenig verwandeln, indem Sie statt auf die herkömmlichen weißen Nudeln oder weißen Reis auf Pasta und Co. als Vollkornprodukte setzen, die mehr Ballaststoffe enthalten. An den etwas herben Geschmack kann man sich langsam gewöhnen. Auch Pasta aus Hülsenfrüchten ist eine gute Alternative. Ebenfalls wirksam: Lassen Sie Pasta und andere kohlenhydratreiche Beilagen nach dem Kochen erkalten, denn dabei entsteht der Super-Ballaststoff resistente Stärke (siehe Seite 13).

Backen mit hoher Mehltype

Sie backen gerne Kuchen? Wunderbar – wenn Sie auf das richtige Mehl setzen! Denn je niedriger die Mehltype (z.B. 405), desto weißer das Mehl und geringer der Mineralstoff- und Ballaststoffgehalt. Nur bei Vollkornmehlen werden Getreidekörner samt ihrer ballaststoffreichen Randschichten vermahlen. Tasten Sie sich also einfach heran und ersetzen Sie im Teig Ihres Lieblingskuchens 25% des hellen Mehls durch Vollkornmehl und geben Sie ca. 5% mehr Flüssigkeit zum Teig, da das dunkle Mehl stärker quillt. Und auch von Backpulver oder Hefe darf es aufgrund des kompakteren Teigs ein Quäntchen mehr sein.

Samen drüber

Starten Sie ballaststoffreich in den Tag, indem Sie Ihr Frühstücksmüsli, Ihren Quark oder einen Naturjoghurt mit Weizen- oder Haferkleie aufpeppen. Auch mit einem Löffel Lein-, Chia- oder Flohsamenschalen erzielen Sie eine ähnliche Wirkung, wobei Flohsamenschalen Spitzenreiter sind. Zwei gehäufte Esslöffel liefern bereits 10,1 Gramm Ballaststoffe.

Keine Mahlzeit ohne

Gewöhnen Sie sich an, auf den Ballaststoffgehalt Ihres Essens zu achten. Dafür müssen Sie nicht ständig Nährwertangaben studieren. Machen Sie Gemüse und Obst zum selbstverständlichen Teil jeder Mahlzeit. Auch wer nicht kocht, kann vorab eine Möhre knabbern oder ein paar Blaubeeren als Dessert genießen.

Trockenfrüchte in Maßen

Ob Aprikosen, Feigen oder Pflaumen: Getrocknete Früchte gehören zu den Top-Ballaststofflieferanten. Auch als schneller Energiespender für zwischendurch und als nährstoffreicher Süßigkeitenersatz machen sie einiges her. Was man aber wissen muss: Durch den Wasserentzug beim Trocknen steigt die Zuckerkonzentration. Deshalb sollte man nicht mehr als 25 Gramm pro Tag verzehren und zu nicht geschwefelten, ungesüßten Früchten greifen.

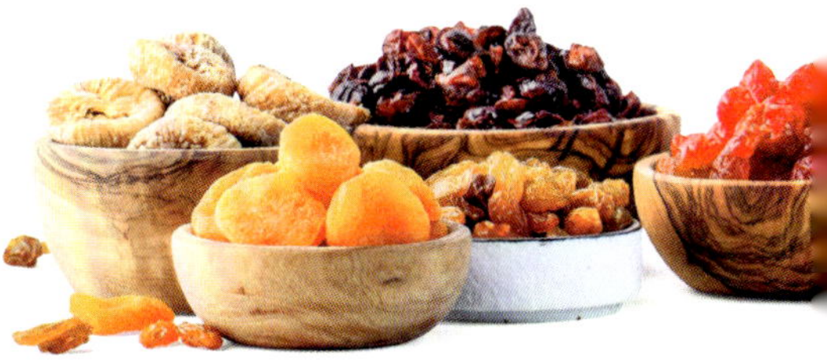

DA GEHT NOCH MEHR!

Keine Frage: Viele Ballaststoffe sind eine hervorragende Maßnahme, um etwas für die eigene Gesundheit zu tun. Doch Sie haben noch mehr davon, wenn Sie auch andere Regeln für eine gesunde Ernährung und einen guten Lebensstil beachten. Setzen Sie daher diese To-Dos mit auf Ihren Plan.

▶ Gemüse, Gemüse, Gemüse

Daran kommt keiner vorbei, der sich gesund ernähren möchte. Gemüse füllt den Magen, hat aber kaum Kalorien. Es liefert Vitamine, Mineralstoffe, sekundäre Pflanzenstoffe und natürlich reichlich Ballaststoffe. Dabei gilt: je bunter, desto besser. Idealerweise verteilen Sie 400 bis 500 Gramm Gemüse auf drei Portionen am Tag – gekocht, als Salat oder Rohkost, wie Sie es am liebsten mögen.

▶ Abwechslungsreich und bunt

Essen Sie vielfältig und nicht jeden Tag das Gleiche. Versuchen Sie, jede Woche möglichst 30 verschiedene Pflanzenarten auf den Teller zu bringen: Neben Gemüse zählen auch Kräuter, Obst und Nüsse. Eat the Rainbow, lautet die Devise. Wenn Sie es möglichst bunt treiben, ergibt sich der perfekte Nährstoffmix quasi von allein.

▶ Obst, aber bitte zuckerarm

Früchte liefern zwar eine ganze Reihe von unentbehrlichen Nährstoffen. Sie sollten jedoch zwischen zuckerarmen und -reichen Sorten unterscheiden. Die Faustregel: Alles, was besonders süß schmeckt (Weintrauben, Ananas, reife Bananen), enthält viel Frucht- und Traubenzucker und sollte daher nur in Maßen genossen werden. Wenig Zucker steckt unter anderem in Beeren und Zitrusfrüchten. 200 Gramm Obst am Tag sind eine gute Menge.

▶ Tierische Produkte in Maßen

Eier, Geflügel und Milchprodukte können gerne in Maßen auf dem Teller landen, ab und zu auch fettarmes rotes Fleisch (am besten bio aus artgerechter Haltung). Ungesund sind dagegen fette Wurstwaren.

▶ Das richtige Fett

Fett komplett aus der Küche zu verbannen, wäre kontraproduktiv, denn gute Fette schützen vor Krankheiten und Entzündungen. Perfekte Lieferanten für günstige ungesättigte Fettsäuren sind pflanzliche Öle wie Oliven-, Raps-, Lein- oder Nussöl. Auch fette Seefische wie Lachs, Hering oder Makrele können ein- bis zweimal pro Woche als Top-

Omega-3-Quellen auf den Tisch kommen. Schädlich sind die sogenannten Transfette, die bei der industriellen Verarbeitung von Pflanzenölen entstehen und etwa in Margarine stecken.

▶ Ausreichend trinken

Den täglichen Flüssigkeitsbedarf von etwa 2 Litern (bei der Umstellung auf eine ballaststoffreiche Ernährung auch mehr) können Sie am besten mit Wasser (Leitungs- oder Sprudelwasser) oder ungesüßtem (Kräuter-)Tee decken. Lassen Sie Säfte, Softdrinks und andere kalorienhaltigen Getränke besser links liegen, denn sie enthalten oft viel Zucker. Auf Alkohol sollten Sie möglichst ganz verzichten.

▶ Kein Zucker

Zucker schmeckt, auf Dauer macht er aber krank und dick. Meiden Sie daher das „süße Gift". Das heißt: nicht nur weniger Süßigkeiten, Kuchen und Co., sondern auch keine Fertiggerichte, die neben schädlichen Zusatzstoffen oft auch viel Zucker enthalten. Süßstoffe sind kein Ersatz. Am besten fahren Sie Ihren Zuckerkonsum langsam zurück, um sich den Süßgeschmack abzugewöhnen.

▶ Viel Bewegung

Sport und andere körperliche Aktivitäten kommen leider oft zu kurz. Steuern Sie gegen, indem Sie nicht nur mehr Bewegung in Ihren Alltag einbauen und

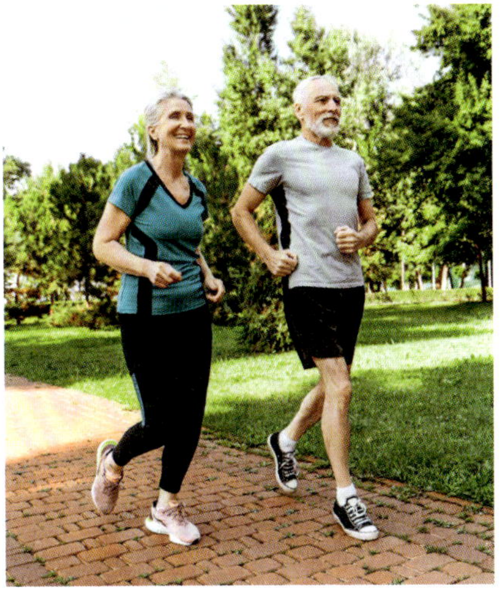

sich regelmäßig ein bisschen anstrengen, sondern auch gezielt Sport treiben. Die Weltgesundheitsorganisation (WHO) empfiehlt 2,5 bis 5 Stunden Sport in der Woche – zum einen Ausdauertraining, zum anderen sollte man alle größeren Muskelgruppen mindestens zweimal wöchentlich stärken.

▶ Gezielter Stressabbau

Stress gehört zum Leben – und das ist gut so. Das gilt aber nur, wenn wir die beflügelnden Stresshormone schnell wieder abbauen. Gelingt das nicht, wird der Stress chronisch und damit gesundheitsschädlich. Deshalb ist es wichtig, sich um gezielten Stressabbau zu kümmern – beispielsweise mit Yoga, Atemübungen, progressiver Muskelentspannung, autogenem Training oder auch Spaziergängen.

ICH HABE DA MAL EINE FRAGE …

Können Ballaststoffe die Nährstoffaufnahme blockieren? Welche Wirkung haben die Nahrungsfasern, wenn ich Medikamente nehmen muss? Was steckt hinter dem neuen Hype „Fibermaxxing"? Und woran kann ich ballaststoffreiches Gemüse und Obst erkennen? Hier finden Sie Antworten auf all diese Fragen …

Kann ich Ballaststoffe überdosieren, sodass sie schaden?

Wenn Sie nur geringe Mengen gewohnt sind, können viele Ballaststoffe zu Blähungen, Durchfall, Bauchschmerzen oder unerwünschten Veränderungen des Stuhls führen. Das ist aber meist nur zu Beginn einer Ernährungsumstellung der Fall. Um diese „Nebenwirkungen" zu vermeiden, sollten Sie die Mengen nur langsam steigern und vor allem darauf achten, dass Sie genug trinken. Wichtig zu wissen: Jeder Darm reagiert anders. Orientieren Sie sich nur an sich selbst und nicht an anderen. Denn was der eine gut verträgt, kann dem anderen schon Probleme bereiten. Und: Nehmen Sie Ballaststoffe möglichst nur aus natürlichen Lebensmitteln auf (siehe Seite 9). Bei Nahrungsergänzungsmitteln besteht tatsächlich die Gefahr einer Überdosierung; die gibt es bei natürlichen Lebensmitteln kaum!

Was muss ich beachten, wenn ich Medikamente nehme?

Ballaststoffe können die Aufnahme von bestimmten Medikamenten im Darm verzögern und daher ihre Wirkung mindern. Dazu gehören beispielsweise Diabetesmedikamente, das Schilddrüsenhormon L-Thyroxin, Antidepressiva, Paracetamol, Cholesterinsenker und Fingerhut-Herzpräparate. Deshalb sollten Sie darauf achten, dass Sie Ihre Medizin möglichst unabhängig vom Essen einnehmen: etwa zwei Stunden nach einer ballaststoffreichen Mahlzeit oder nüchtern 30 bis 60 Minuten vor dem Frühstück. Lassen Sie sich von Ihrer Ärztin oder Ihrem Arzt beraten, wenn Sie Ihre Ernährung umstellen möchten und eines oder mehrere dieser Medikamente einnehmen.

Ich habe gehört, dass Ballaststoffe auch Nährstoffräuber sein können. Stimmt das?

Tatsächlich können lösliche und unlösliche pflanzliche Faserstoffe Mineralstoffe wie Kalzium, Eisen, Magnesium oder Zink binden. Deshalb wird eine ballaststoffreiche Kost manchmal als Risikofaktor für Nährstoffmangel genannt. Studien konnten das aber nicht bestätigen. Im Gegenteil: Manche löslichen Faserstoffe wie Oligosaccharide und Pektine verbessern die Verfügbarkeit sogar. Insgesamt überwiegen die Vorteile, sodass Ballaststoffe nach dem aktuellen Stand der Ernährungswissenschaft nicht als Nährstoffräuber gelten und weder zu Vitamin- noch zu Mineralstoffmangel führen. Für Gesunde, die sich bewusst und ausgewogen ernähren, besteht kein relevantes Risiko.

Gibt es zur ersten Orientierung eine Faustregel für den Ballaststoffgehalt von Gemüse und Obst?

Ja, bei Gemüse und Obst können Sie sich an einer einfachen Regel orientieren, die lautet: je mehr Wasser, desto weniger Ballaststoffe. So enthalten beispielsweise Salatgurken, Zucchini und Melonen viel Wasser und dementsprechend weniger Ballaststoffe. Möhren, alle Kohlsorten, Trockenfrüchte, Hülsenfrüchte, Nüsse und Saaten hingegen stecken voller Quell- und Faserstoffe. Dagegen finden sich in tierischen Produkten so gut wie keine Ballaststoffe.

Was hat es mit dem neuen Trend Fibermaxxing auf sich?

Hinter diesem Social-Media- und vor allem TikTok-Ernährungstrend steckt nichts anderes als die gute Idee, mehr Ballaststoffe zu essen. Abgeleitet vom englischen „fiber" für Fasern und „maxxing" für Maximieren besteht das Ziel darin, die empfohlenen Mengen an Ballaststoffen zu erreichen oder sogar zu übertreffen. Es geht also bei diesem Hype um das gleiche Thema wie in diesem Buch, nur mit anderen Bezeichnungen. Für alle, die mitreden wollen: High Fiber Foods sind Lebensmittel mit besonders hohem Ballaststoffgehalt. Wer dem Trend in gesundheitsbewussten Communities folgt, der postet seine Fiber Bowls, spricht von Fiber Power oder „maxxt" sein Müsli mit Haferkleie.

Ich habe einen Reizdarm. Worauf muss ich bei Ballaststoffen achten?

Dann sollten Sie wissen, dass nicht alle ballaststoffreichen Lebensmittel für Sie geeignet sind. Viele Reizdarm-Betroffene profitieren von einer Low-FODMAP-Ernährung, bei der bestimmte schwer verdauliche Kohlenhydrate reduziert werden. Manche ballaststoffreiche Lebensmittel sind gleichzeitig FODMAP-reich (etwa Bohnen, Linsen, Äpfel) und können Beschwerden auslösen. FODMAP-arme Ballaststoffe liefern beispielsweise Hafer, Leinsamen oder Quinoa. Lassen Sie sich am besten ernährungsmedizinisch beraten.

Was passiert, wenn ich zu wenig Ballaststoffe esse?

Dabei gibt es keine klassischen Mangelsymptome. Sie versäumen aber viel, denn ohne Ballaststoffe bleiben vorbeugende Effekte aus und das Risiko für verschiedene Erkrankungen steigt.

SO FUNKTIONIERT MEIN MASTERPLAN

Ballaststoffe haben so viele Vorteile für unsere Gesundheit, dass es sich lohnt, diese Superstars möglichst oft auf den Teller zu bringen. Dazu müssen Sie vermutlich ein paar Ernährungsgewohnheiten ändern. Aber keine Sorge, mit diesem Masterplan ist das leichter, als Sie denken. Bevor Sie loslegen, hier noch ein paar wichtige Infos.

Die Wochenpläne in diesem Buch sind der perfekte Einstieg in ein ballaststoffreiches Leben. Sie sind so zusammengestellt, dass Sie täglich ein Frühstück, Mittag- und Abendessen genießen und damit automatisch die empfohlene Ration an Ballaststoffen aufnehmen. Besonders praktisch: Wenn Sie sich an die Pläne halten, steigert sich die Menge der Faserstoffe von Tag zu Tag. So bleibt dem Verdauungssystem ausreichend Zeit, sich ohne Nebenwirkungen an die höhere Ballaststoffzufuhr zu gewöhnen. Wenn Sie das Gefühl haben, besonders empfindlich auf Ballaststoffe zu reagieren, können Sie den Plan für die erste Woche einfach zweimal hintereinander umsetzen, bevor Sie zum zweiten Wochenplan mit einer höheren Ballaststoffmenge übergehen. Natürlich können Sie dabei ein Rezept, das nicht Ihrem Geschmack entspricht, einfach austauschen gegen eines mit einem ähnlichen Ballaststoffgehalt. Und was die verwendeten Milchprodukte betrifft, die lassen sich bei Bedarf auch durch pflanzliche Alternativen ersetzen – und umgekehrt.

WOCHE 1: SIE TASTEN SICH LANGSAM RAN

In den ersten Tagen steigert sich die Ballaststoffzufuhr allmählich, bis am Ende der Woche die empfohlene Menge von täglich mindestens 30 Gramm erreicht ist bzw. sogar leicht getoppt wird. Wichtig: In dieser Zeit sollten Sie unbedingt genügend Flüssigkeit, beispielweise Wasser, ungesüßten Kräuter- und Früchtetee oder stark verdünnte Fruchtsäfte, zu sich nehmen. Nur dann entfalten die Ballaststoffe ihre volle Wirkung. Bei zu wenig Flüssigkeit können die aufquellenden Faserstoffe zu Verstopfung und Bauchschmerzen führen. Wenn es Ihnen schwerfällt, regelmäßig zu trinken, stellen Sie sich am besten gleich am Morgen die Menge für den Tag bereit – so behalten Sie die Übersicht. Eine Hilfe kann auch ein Trinkwecker oder eine stündliche Erinnerung auf dem Smartphone sein.

WOCHE 2: SIE BOOSTEN DIE MENGE

Mittlerweile sind Sie schon ein Profi, sodass Sie die Ballaststoffmenge noch ein bisschen steigern können. Denn je mehr Sie von den gesunden Faserstoffen aufnehmen, desto mehr profitieren Sie. Durch den satt machenden Effekt und die blutzuckerstabilisierende Wirkung werden Sie merken, dass Heißhungerattacken kein Thema mehr sind, und es Ihnen überhaupt nicht schwerfällt, Esspausen von 4 bis 5 Stunden zwischen den Mahlzeiten einzuhalten. Das bringt den Stoffwechsel und Insulinspiegel in Balance und tut nicht nur der Figur, sondern langfristig auch der Gesundheit gut. Regelmäßige Bewegung (wie etwa ein flotter Spaziergang nach dem Essen) unterstützt die Wirkung der Ballaststoffe und regt ebenfalls die Verdauung an. Am Ende der Woche werden Sie spüren, wie positiv sich eine ballaststoffreiche Ernährung auf Ihr Wohlbefinden auswirkt.

So geht´s weiter

Nach den zwei Masterplan-Wochen hat sich Ihr Verdauungssystem an die höhere Ballaststoffzufuhr gewöhnt und Sie haben den ersten Schritt getan, um Ihre Gewohnheiten zu ändern. Um weiter am Ball zu bleiben, können Sie aus den Rezepten in diesem Buch nach Belieben Ihren eigenen Wochenplan zusammenstellen oder jeden Tag aufs Neue entscheiden, auf welche Gerichte Sie Lust haben. Egal, wie Sie sie kombinieren oder ob Sie immer das gleiche Frühstück essen: Mit den Masterplan-Rezepten haben Sie auf jeden Fall automatisch genügend Ballaststoffe auf dem Teller. Die Nährwertangaben machen es Ihnen leicht, den Überblick zu behalten. Noch ein praktisches Plus: Besondere Ballaststoff-Booster sind gut erkennbar mit einem Extra-„Stempel" gekennzeichnet.

Zwischendurch aufs Ballaststoffkonto einzahlen

Wer mag, kann zwischen den Mahlzeiten mit einem gesunden Snack, etwa den Energy Balls von Seite 117, dem Müsliriegel von Seite 116 oder einem Stück Himbeer-Brownie von Seite 118 zusätzliche Ballaststoffe „tanken". Diese Snacks eignen sich auch super zum Mitnehmen. Ebenfalls gut geeignet für zwischendurch: ein säuerlicher Apfel, Rohkost wie Möhren- oder Paprikasticks oder eine kleine Handvoll Nüsse.

! Wichtig zu wissen

Ein Mehr an Ballaststoffen ist für die meisten ein echter Gewinn. Vorsicht ist allerdings geboten, wenn man an einer Darmerkrankung leidet. Dann gelten andere Regeln und man sollte sich ernährungsmedizinisch beraten lassen (siehe auch Seite 15).

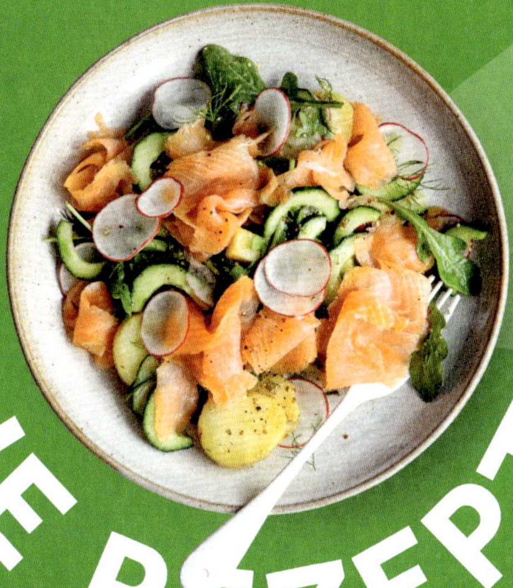

DIE REZEPTE

Nach der Theorie geht es nun in die Küche! Lassen Sie sich von den folgenden Rezepten überzeugen, wie gut eine ballaststoffreiche Ernährung schmeckt. Alle Gerichte sind leicht nachzukochen und bieten eine bunte Mischung an gesunden Lebensmitteln, mit denen Sie Ihr Ballaststoffkonto im Handumdrehen füllen können. So bringen Sie Gesundheit und Genuss Tag für Tag problemlos unter einen Hut – eine echte Win-win-Situation!

CHAI-LATTE-PORRIDGE

Für 2 Personen | Zubereitung: 15 Minuten

¼ l Milch (3,5 % Fett;
oder ungesüßter Pflanzendrink)
2 Beutel Chai-Latte-Gewürztee
2 kleine Äpfel
2 TL Rapsöl
½ TL Zimtpulver
80 g kernige Haferflocken
2 EL geschrotete Leinsamen
2 TL gehackte Mandeln
100 g griech. Joghurt (5 % Fett; oder ungesüßte pflanzliche Alternative)
1 EL Granatapfelkerne

Pro Portion: ca. 435 kcal,
14 g EW, 19 g F, 53 g KH, 10 g BST

- Die Milch oder den Pflanzendrink mit ¼ l Wasser in einem kleinen Topf aufkochen. Die Teebeutel hinzufügen, den Topf vom Herd nehmen und den Tee mit geschlossenem Deckel etwa 10 Minuten ziehen lassen.

- Inzwischen die Äpfel waschen, vierteln, entkernen und klein würfeln. Das Öl in einer kleinen Pfanne erhitzen und die Apfelwürfel darin unter Wenden etwa 5 Minuten andünsten. 1 EL Wasser und Zimt unterrühren, alles noch etwa 1 Minute köcheln lassen und vom Herd nehmen. Nach Belieben warm halten.

- Die Teebeutel wieder aus dem Topf entfernen. Die Haferflocken und die Leinsamen zum Tee geben, alles unter Rühren nochmals aufkochen und bei schwacher Hitze unter Rühren etwa 5 Minuten köcheln lassen.

- Die gehackten Mandeln in einer Pfanne ohne Fett rösten, bis sie duften. Herausnehmen und abkühlen lassen. Den Porridge auf Schalen verteilen und den Joghurt daraufgeben. Mit den Äpfeln garnieren und mit Granatapfelkernen und Mandeln bestreuen.

GESUNDHEITSTIPP

Granatapfelkerne sind echte Power-Juwelen! Das leuchtend rote Fruchtfleisch gilt als tolle Quelle für Antioxidantien wie Flavonoide und Ellagsäure, die unsere Zellen vor freien Radikalen schützen und entzündungshemmend wirken. Speziell die festen Kerne sind reich an verdauungsfördernden Ballaststoffen. Es empfiehlt sich daher, immer die ganzen Kerne zu essen und Granatäpfel nicht nur ausgepresst als Saft zu genießen.

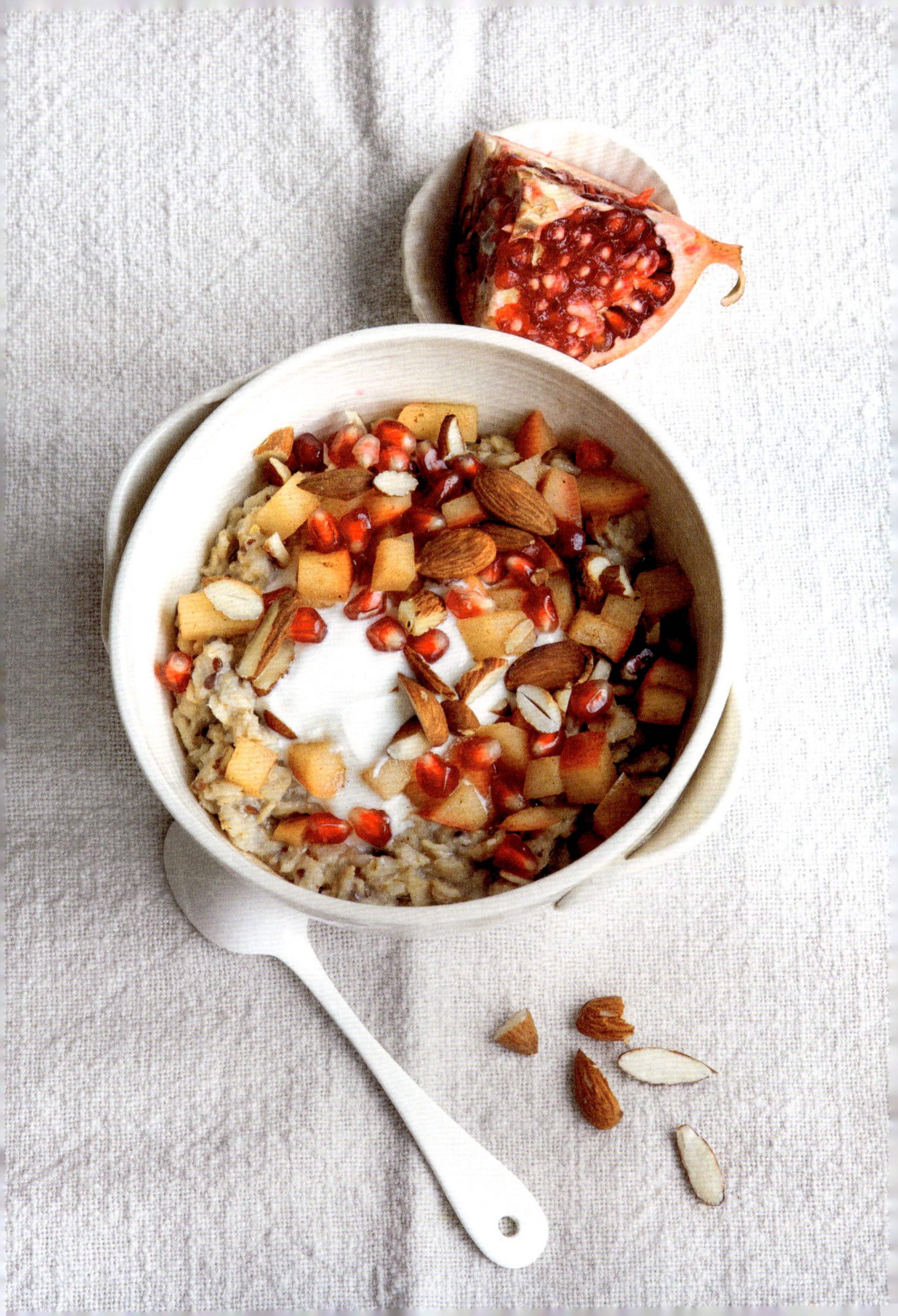

SUPER-GRANOLA FÜR DEN VORRAT

Für ca. 400 g (ca. 10 Portionen) | Zubereitung: 20 Minuten
Backen: 1 Stunde | Abkühlen: 30 Minuten

1 etwas unreife Banane
(ca. 100 g Fruchtfleisch)
4 Medjool-Datteln (à ca. 15 g)
25 g ungesüßtes Mandelmus
1 EL Rapsöl | 1 EL Backkakao
Salz | 200 g kernige Haferflocken
50 g Haferkleie
25 g gepuffte Quinoa
50 g Mandeln
25 g (vegane) Zartbitterschokolade
(mindestens 70 % Kakaoanteil)
25 g Kakao-Nibs

Pro Portion (ca. 40 g): ca. 215 kcal,
6 g EW, 9 g F, 25 g KH, 6 g BST

- Den Backofen auf 150 °C (125 °C Umluft) vorheizen und ein Backblech mit Backpapier belegen. Die Banane schälen und grob schneiden. Die Datteln entsteinen und grob würfeln. Beides mit Mandelmus, Öl, Kakaopulver und 1 Prise Salz im Mixer oder im Rührbecher mit dem Stabmixer pürieren.

- Die Haferflocken mit der Haferkleie und den Quinoa-Pops in einer Rührschüssel mischen. Die Bananen-Dattel-Masse dazugeben und alles mit den Händen gründlich durchkneten, sodass die Flockenmischung rundum von der Fruchtmasse überzogen ist. Alles auf dem Blech gleichmäßig verteilen und im Ofen auf der unteren Schiene etwa 30 Minuten backen. Inzwischen die Mandeln grob, die Schokolade etwas feiner hacken.

- Nach etwa 30 Minuten Backzeit das Granola herausnehmen, auf dem Blech wenden und noch 15 bis 20 Minuten backen, bis die Mischung goldbraun und knusprig ist. Dabei alle 5 bis 10 Minuten gut durchrühren. Etwa 10 Minuten vor Ende der Backzeit die Mandeln untermischen und alles fertig backen.

- Das Granola aus dem Ofen nehmen und etwa 30 Minuten auskühlen lassen. Danach Schokolade und Kakao-Nibs untermischen. In einem gut schließenden Vorratsglas hält sich das Granola 2 bis 3 Wochen.

- Zum Frühstück eine Portion Granola mit 150 g Joghurt (1,5 % Fett) und 100 g gemischten Beeren anrichten. Dann liefert das Müsli über 10 g BST. Das Granola schmeckt auch als Topping auf Joghurt, Quark oder Obst.

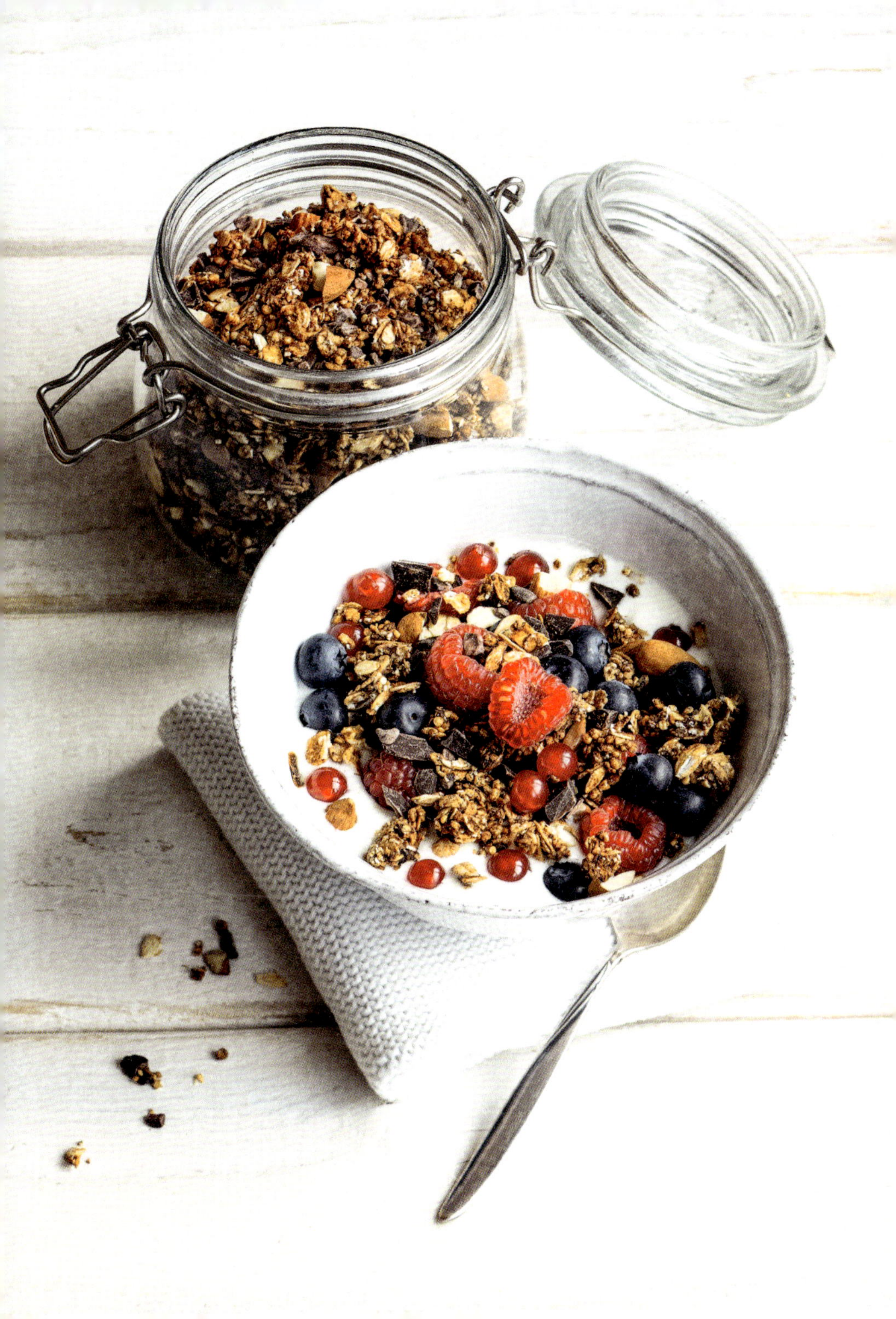

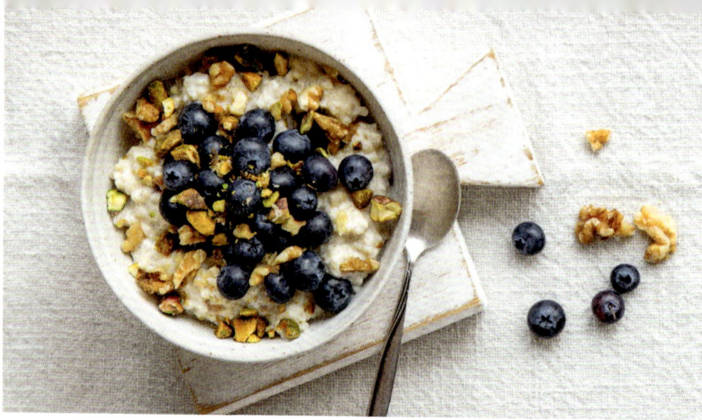

HIRSEBREI MIT BEEREN

Für 2 Personen | Zubereitung: 20 Minuten

75 g Hirseflocken
10 g geschrotete Leinsamen
2 Medjool-Datteln (à 15 g)
400 ml Milch (3,5 % Fett; oder ungesüßter Mandeldrink)
1 TL Zimtpulver
1 Msp. gemahlene Vanille
150 g Blaubeeren (frisch oder tiefgekühlt)
je 20 g Walnuss- und Pistazienkerne
4 EL Magerquark (oder pflanzliche Alternative)

Pro Portion: ca. 525 kcal,
23 g EW, 23 g F, 54 g KH, 9 g BST

- Die Hirse mit den Leinsamen in einen kleinen Topf geben. Die Datteln entsteinen und klein würfeln. Mit der Milch oder dem Pflanzendrink, Zimt und Vanille zur Hirse hinzufügen und alles einmal kurz aufkochen. Danach den Hirsebrei offen bei schwacher Hitze unter Rühren noch etwa 5 Minuten köcheln lassen.

- Inzwischen die Beeren verlesen, waschen und trocken tupfen (Tiefkühlware rechtzeitig auftauen lassen!). Die Walnüsse und Pistazienkerne in einer Pfanne ohne Fett rösten, herausnehmen, etwas abkühlen lassen und nach Belieben grob hacken.

- Den Hirsebrei vom Herd nehmen und den Quark unterrühren, dann in Schalen anrichten. Die Beeren und den Walnuss-Pistazien-Mix darauf verteilen.

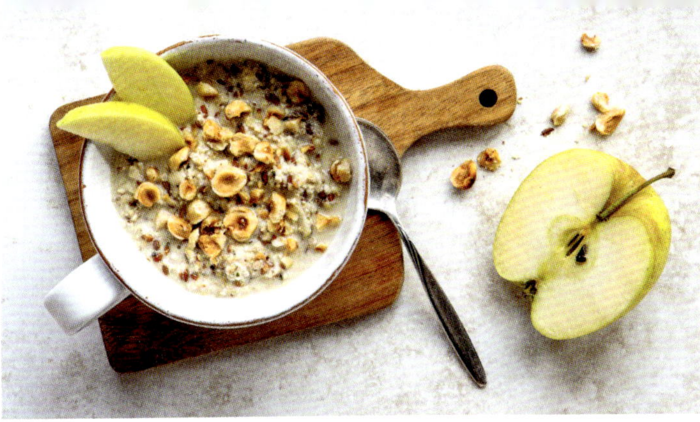

MÜSLI BIRCHER ART

Für 2 Personen | Zubereitung: 10 Minuten | Ziehen: 4 Stunden (über Nacht)

40 g kernige Haferflocken
20 g Haferkleie
20 g geschälte Hanfsamen
20 g geschrotete Leinsamen
1 TL Zimtpulver
200 ml naturtrüber Apfelsaft
2 kleine säuerliche Äpfel (à ca. 175 g)
150 g griech. Joghurt (5 % Fett; oder ungesüßte pflanzliche Alternative)
35 g Haselnusskerne

Pro Portion: ca. 510 kcal,
20 g EW, 25 g F, 48 g KH, 9 g BST

● Eventuell am Vorabend die Haferflocken mit Haferkleie, Hanfsamen, Leinsamen und Zimt in einer Schüssel mischen. Den Apfelsaft und 25 ml Wasser dazugießen und alles abgedeckt im Kühlschrank mindestens 4 Stunden, am besten über Nacht, durchziehen lassen.

● Am nächsten Morgen die Äpfel waschen und auf der Gemüsereibe bis auf das Kerngehäuse grob raspeln. Mit dem Joghurt zum Müsli geben und alles gut mischen. Auf Schalen verteilen.

● Die Nüsse in einer Pfanne ohne Fett rösten, herausnehmen, kurz abkühlen lassen und grob hacken. Über das Müsli streuen.

GESUNDHEITSTIPP

Vollkorn enthält Phytin, das die Aufnahme von Mineralstoffen wie Eisen, Zink oder Magnesium im Körper hemmt. Das lässt sich verhindern, indem man das Getreide über Nacht in Wasser einweicht. So wird das Enzym Phytase aktiviert, das störendes Phytin abbaut.

KIBA OVERNIGHT OATS

Für 2 Personen | Zubereitung: 10 Minuten
Ziehen: 4 Stunden (über Nacht)

1 kleine etwas unreife Banane
250 g Magerquark
(oder pflanzliche Alternative)
100 ml Milch (3,5 % Fett; oder
ungesüßter Pflanzendrink)
80 g Haferflocken
½ TL gemahlene Vanille
1 TL Chiasamen
150 g tiefgekühlte Sauerkirschen
Zimtpulver
25 g gehackte, geröstete Nusskerne
(z. B. Hasel-, Pekan- oder Walnusskerne)

Pro Portion: ca. 470 kcal,
28 g EW, 16 g F, 50 g KH, 8 g BST

- Eventuell am Vorabend die Banane schälen, in grobe Stücke schneiden und in den Mixer oder einen hohen Rührbecher geben. Den Quark und die Milch oder den Pflanzendrink hinzufügen und alles (mit dem Stabmixer) fein pürieren. Dann die Haferflocken und die Vanille untermischen und die Masse abgedeckt etwa 20 Minuten quellen lassen.

- Inzwischen die Chiasamen im Blitzhacker fein mahlen. Die tiefgekühlten Kirschen mit etwas Zimt und 1 bis 2 EL Wasser in einem kleinen Topf kurz aufkochen und etwa 5 Minuten köcheln lassen, dabei ab und zu umrühren. Das Chiasamenmehl unter die Kirschen rühren und alles noch kurz köcheln und auftauen lassen, bis die Kirschen andicken. Vom Herd nehmen und auskühlen lassen.

- Den gequollenen Flocken-Mix und die Kirschen nochmals gut durchrühren. Die Haferflockenmischung auf zwei Gläser (am besten Schraubgläser à ca. 350 ml Inhalt) verteilen und jeweils die Hälfte der Kirschen daraufsetzen. Den Rest der Haferflockenmischung daraufgeben und mit den restlichen Kirschen abschließen.

- Die Gläser gut verschließen und die Oats mindestens 4 Stunden, am besten über Nacht, durchziehen lassen. Am nächsten Morgen mit den Nüssen bestreut genießen!

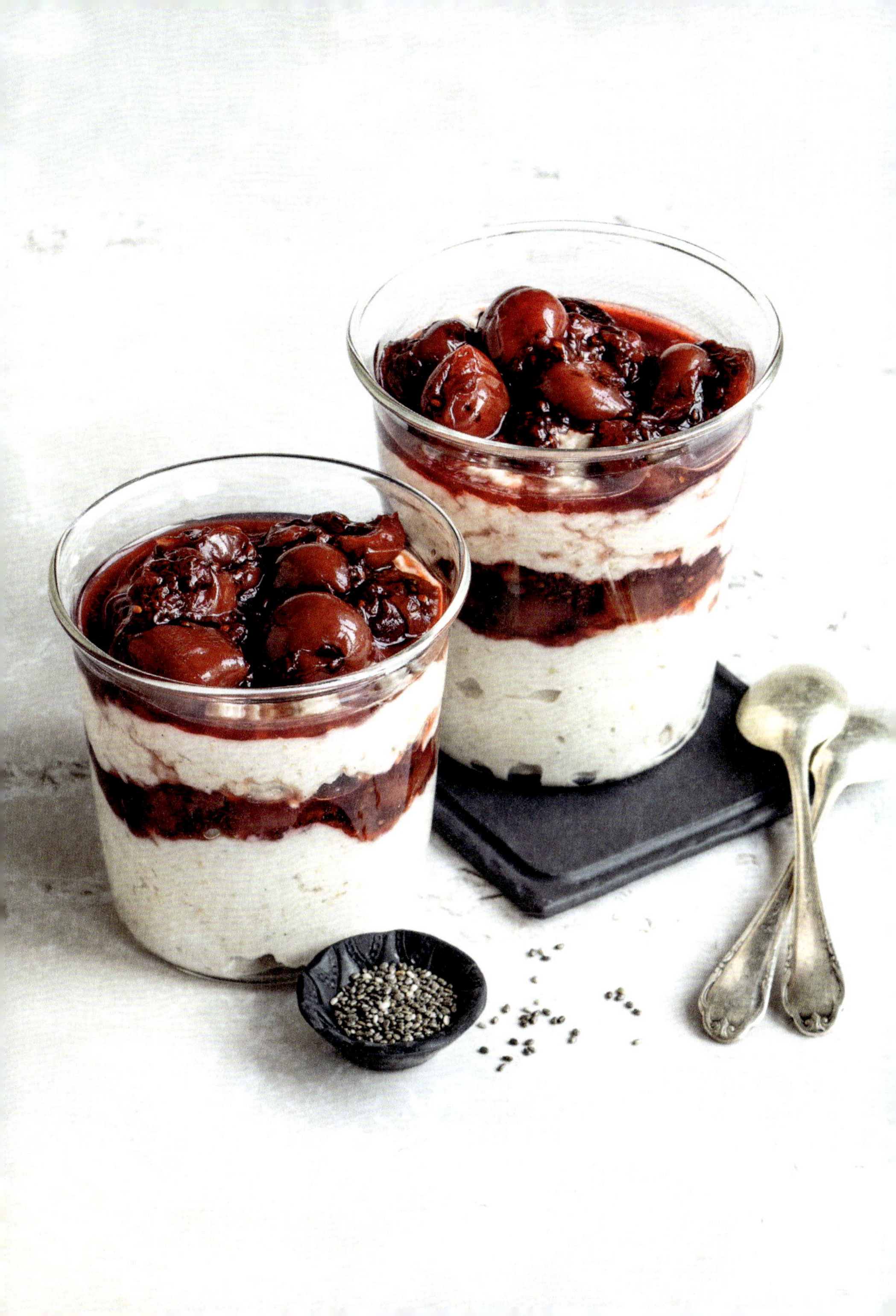

BAKED CHOCOLATE OATS

Für 2 Personen | Zubereitung: 15 Minuten | Backen: 30 Minuten

Öl für die Form
75 g kernige Haferflocken
25 g geschrotete Leinsamen
2 TL Backkakao
½ TL Weinsteinbackpulver
30 g Apfelmark (aus dem Glas)
abgeriebene Schale und Saft
von ½ Bio-Orange
70 ml Milch (3,5 % Fett;
oder ungesüßter Pflanzendrink)
1 etwas unreife Banane
15 g Mandelblättchen
10 g gehackte Zartbitterschokolade
(mind. 70 % Kakaoanteil)
200 g Magerquark
(oder pflanzliche Alternative)
½ TL gemahlene Vanille
1 TL Ahornsirup

Pro Portion: ca. 470 kcal,
27 g EW, 15 g F, 53 g KH, 12 g BST

- Backofen auf 180 °C (160 °C Umluft) vorheizen und eine kleine Auflaufform (ca. 12 x 18 cm) mit Öl einfetten. Die Haferflocken mit Leinsamen, Kakao und Backpulver mischen. Das Apfelmark mit Orangenschale und -saft verrühren und die Milch sowie den Flocken-Mix unterheben. Die Masse in der Form verteilen und glatt streichen.

- Die Banane schälen, längs halbieren und die Hälften nebeneinander auf die Hafermischung legen. Die Oats im Ofen auf der mittleren Schiene 15 bis 20 Minuten backen. Dann mit Mandelblättchen und Schokolade bestreuen und noch etwa 10 Minuten backen.

- Inzwischen den Quark mit Vanille und Ahornsirup glatt verrühren. Die Baked Oats aus dem Ofen nehmen und warm oder abgekühlt mit dem Vanillequark servieren. Sie halten sich nach dem Backen abgedeckt im Kühlschrank etwa 3 Tage. Nach Belieben kalt servieren oder portionsweise in der Mikrowelle aufwärmen.

GESUNDHEITSTIPP

Leinsamen sind nicht nur eine hervorragende Ballaststoffquelle, sie sind auch reich an entzündungshemmenden Omega-3-Fettsäuren. Außerdem können die kleinen Körner mit sekundären Pflanzenstoffen wie Phytosterin und Lignanen punkten, die den Cholesterinspiegel senken und den Blutzuckerspiegel stabil halten können.

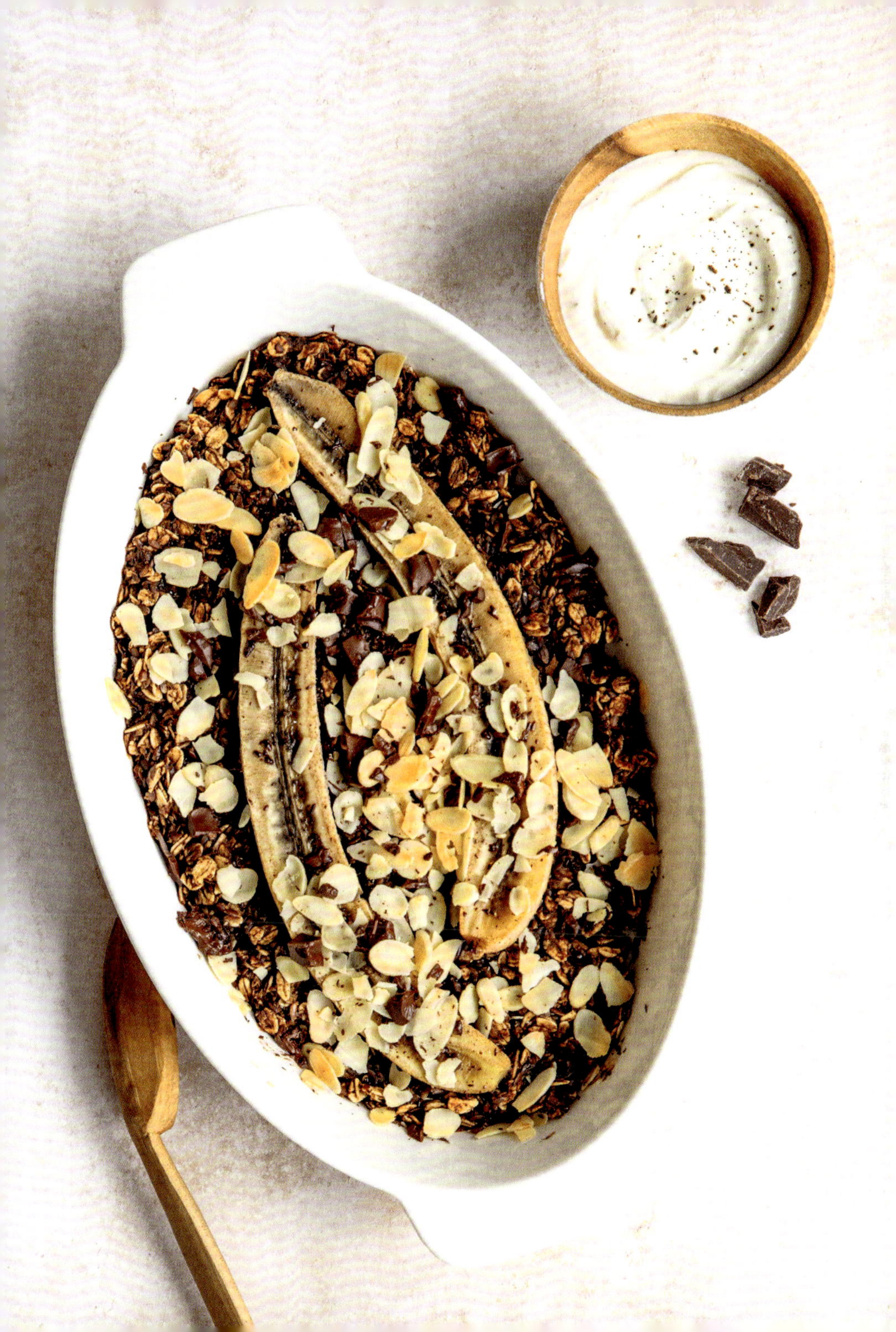

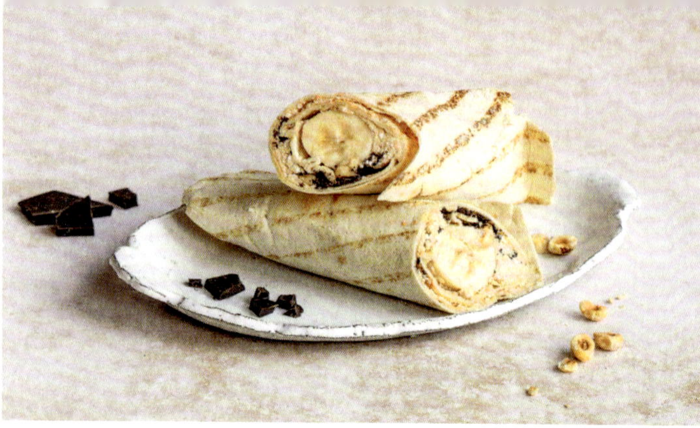

BANANA-WRAPS MIT HÜTTENKÄSE

Für 2 Personen | Zubereitung: 15 Minuten

50 g körniger Frischkäse (Hüttenkäse)
25 g ungesüßtes Erdnussmus
2 TL Haselnusskerne
2 Vollkorn-Tortillafladen
(à ca. 18 cm Durchmesser)
2 etwas unreife Bananen
10 g Zartbitterschokolade
(mindestens 70 % Kakaoanteil)

Pro Portion: ca. 465 kcal,
15 g EW, 15 g F, 66 g KH, 8 g BST

- Den Hüttenkäse mit dem Erdnussmus in einem hohen Rührbecher mit dem Stabmixer cremig pürieren. Die Nüsse in einer Pfanne ohne Fett rösten, herausnehmen, abkühlen lassen und grob hacken.

- Die Tortillafladen nacheinander in einer beschichteten Pfanne ohne Fett nach Packungsanweisung unter Wenden kurz erwärmen. Herausnehmen und auf Tellern abkühlen lassen.

- Die Hüttenkäsemischung auf den Fladen verstreichen. Die Bananen schälen und jeweils auf das untere Drittel der Fladen legen. Die Schokolade mit dem Sparschäler darüberraspeln und alles mit den Nüssen bestreuen. Die Tortillas von der Seite mit der Banane aus kompakt aufrollen und jeweils schräg halbieren.

GESUNDHEITSTIPP

Bei Fertigprodukten wie Tortilla sollten Sie auf die Zutatenliste achten: Je kürzer sie ist, desto besser! Es sollte kein oder wenig Zucker enthalten und der Ballaststoffgehalt möglichst hoch sein.

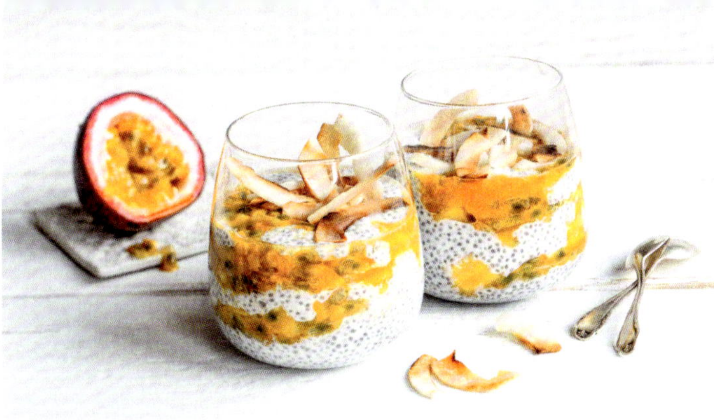

EXOTISCHER CHIA-JOGHURT

Für 2 Personen | Zubereitung: 15 Minuten | Ziehen: 2 Stunden (über Nacht)

40 g Chiasamen
300 g ungesüßter Sojajoghurt
100 ml Kokosmilch
1 kleine Mango (ca. 150 g Fruchtfleisch; ersatzweise tiefgekühlt)
2 Passionsfrüchte
20 g Kokos-Chips

Pro Portion: ca. 375 kcal,
13 g EW, 24 g F, 22 g KH, 11 g BST

- Eventuell am Vorabend die Chiasamen mit Joghurt und Kokosmilch in einer Schüssel verrühren und etwa 10 Minuten quellen lassen.

- Inzwischen die Mango schälen, das Fruchtfleisch erst vom Stein und dann in kleine Würfel schneiden. Die Passionsfrüchte halbieren und das Fruchtmark mit einem Löffel herauskratzen. Mangowürfel und Passionsfruchtmark in einer Schüssel mischen.

- Den Chia-Joghurt-Mix nochmals durchrühren, danach im Wechsel mit der Fruchtmischung in Gläser (am besten Schraubgläser à ca. 300 ml Inhalt) schichten und mit der Fruchtmischung enden. Die Gläser gut verschließen und mindestens 2 Stunden, am besten über Nacht, im Kühlschrank durchziehen lassen.

- Am nächsten Morgen die Kokos-Chips in einer Pfanne ohne Fett rösten, herausnehmen und auf dem Chia-Joghurt-Mix verteilen.

MÜSLI-PIZZA

Für 2 Personen | Zubereitung: 15 Minuten | Backen: 20 Minuten

100 g kernige Haferflocken
2 TL geschrotete Leinsamen
150 g Apfelmark (aus dem Glas)
150 g Skyr
½ TL gemahlene Vanille
1 TL Ahornsirup
150 g gemischte Beeren
(z. B. Blau-, Erd-, Him- und
Rote Johannisbeeren)
2 TL geschälte Hanfsamen

Pro Portion: ca. 345 kcal,
18 g EW, 8 g F, 47 g KH, 11 g BST

- Den Backofen auf 175 °C (150 °C Umluft) vorheizen und ein Backblech mit Backpapier belegen. Für die „Pizzaböden" die Haferflocken im Blitzhacker fein mahlen. Mit den Leinsamen und dem Apfelmark zu einer kompakten Masse mischen.

- Jeweils die Hälfte der Masse nebeneinander mit etwas Abstand auf das Blech setzen und mit einem Löffel zu einem Kreis (ca. 15 cm Durchmesser) ausstreichen. Die „Böden" im Ofen auf der mittleren Schiene etwa 20 Minuten backen. Dann herausnehmen, mithilfe des Backpapiers auf ein Kuchengitter ziehen und abkühlen lassen.

- Inzwischen den Skyr mit Vanille und Ahornsirup verrühren. Beeren verlesen, waschen und trocken tupfen, größere Erdbeeren halbieren oder vierteln.

- Die Müsliböden vom Backpapier lösen und jeweils auf einen Teller legen. Den Vanille-Skyr darauf verstreichen, mit den Beeren belegen und mit den Hanfsamen bestreuen.

- Die Böden lassen sich gut vorbereiten und bleiben in einer Vorratsdose etwa 5 Tage frisch. Den Belag erst zum Servieren daraufgeben, damit der Boden nicht aufweicht.

GESUNDHEITSTIPP

Hanfsamen sind echte Nährstoffpakete: Sie strotzen nur so vor Pflanzeneiweiß, Ballast-, Mineralstoffen, Vitaminen (z. B. Vitamin E) und entzündungshemmenden Omega-3-Fettsäuren. Ungeschält sind die Samen ballastoffreicher, geschält sind sie allerdings besser verträglich. Auch pure Hanfsamenschalen gibt es mittlerweile – eine kalorienarme Ballaststoffquelle.

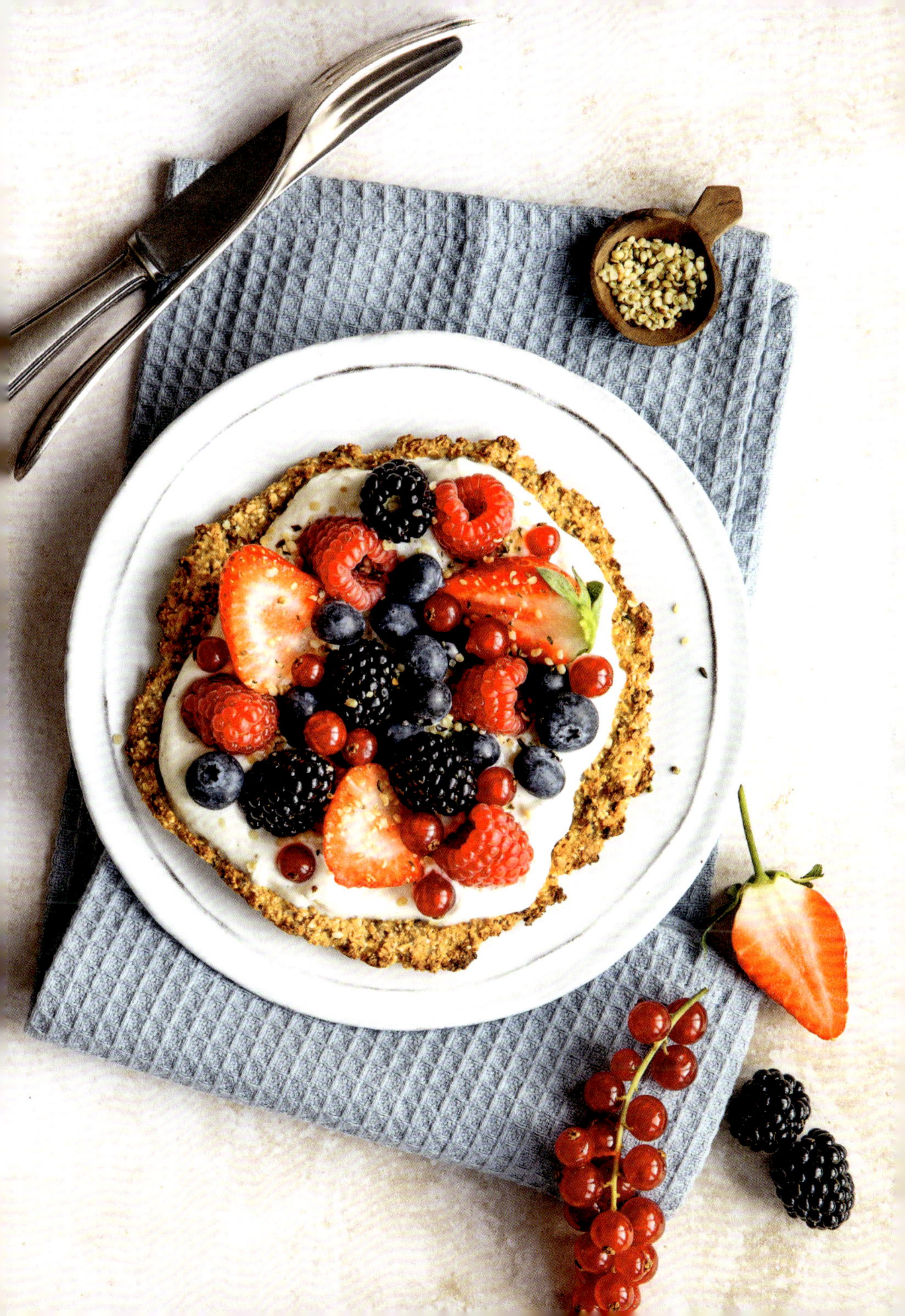

HERZHAFTER QUINOA-PORRIDGE

Für 2 Personen | Zubereitung: 25 Minuten

100 g weiße Quinoa
325 ml Gemüsebrühe
1 TL gemahlene Kurkuma
3 Eier (Größe M)
200 g Möhren
½ Bund Radieschen
¼ Salatgurke
je 2 TL Kürbis- und Sonnenblumenkerne
4 TL tiefgekühlte gemischte Kräuter
Salz | Pfeffer aus der Mühle

Pro Portion: ca. 455 kcal,
24 g EW, 20 g F, 45 g KH, 10 g BST

- Die Quinoa in einem feinen Sieb lauwarm abbrausen und abtropfen lassen. Mit Brühe und Kurkuma in einen kleinen Topf geben, einmal kurz aufkochen und mit geschlossenem Deckel bei schwacher Hitze 15 bis 18 Minuten köcheln lassen, dabei besonders am Ende öfters umrühren.

- Inzwischen die Eier in kochendem Wasser nach Belieben in 6 bis 8 Minuten wachsweich oder hart kochen. Die Möhren putzen, schälen und auf der Gemüsereibe grob raspeln. Die Radieschen putzen, waschen und in dünne Scheiben hobeln oder schneiden. Die Gurke putzen, waschen und in kleine Würfel schneiden. Kürbis- und Sonnenblumenkerne in einer Pfanne ohne Fett rösten, bis sie duften. Herausnehmen und abkühlen lassen.

- Die Möhrenraspel und die Kräuter unter den Porridge rühren. Mit Salz und Pfeffer abschmecken. Den Porridge auf Schalen verteilen und mit Radieschen und Gurken garnieren. Die Eier kalt abschrecken, pellen und halbieren. Auf jeden Porridge 3 Eierhälften legen und zuletzt alles mit den Kernen bestreuen.

GESUNDHEITSTIPP

Pseudogetreide wie Quinoa, Amarant oder Buchweizen sind tolle Ballaststofflieferanten – und im Gegensatz zu Getreide wie Weizen oder Dinkel auch geeignet für alle, die Gluten meiden müssen. Zudem bringen die Körnchen eine gute Portion Pflanzeneiweiß, Mineralstoffe und B-Vitamine mit. Quinoa und Amarant gibt es übrigens auch als luftig-knusprige Pops, Quinoa als Flocken – für mehr Abwechslung in Müsli, Porridge und Co.

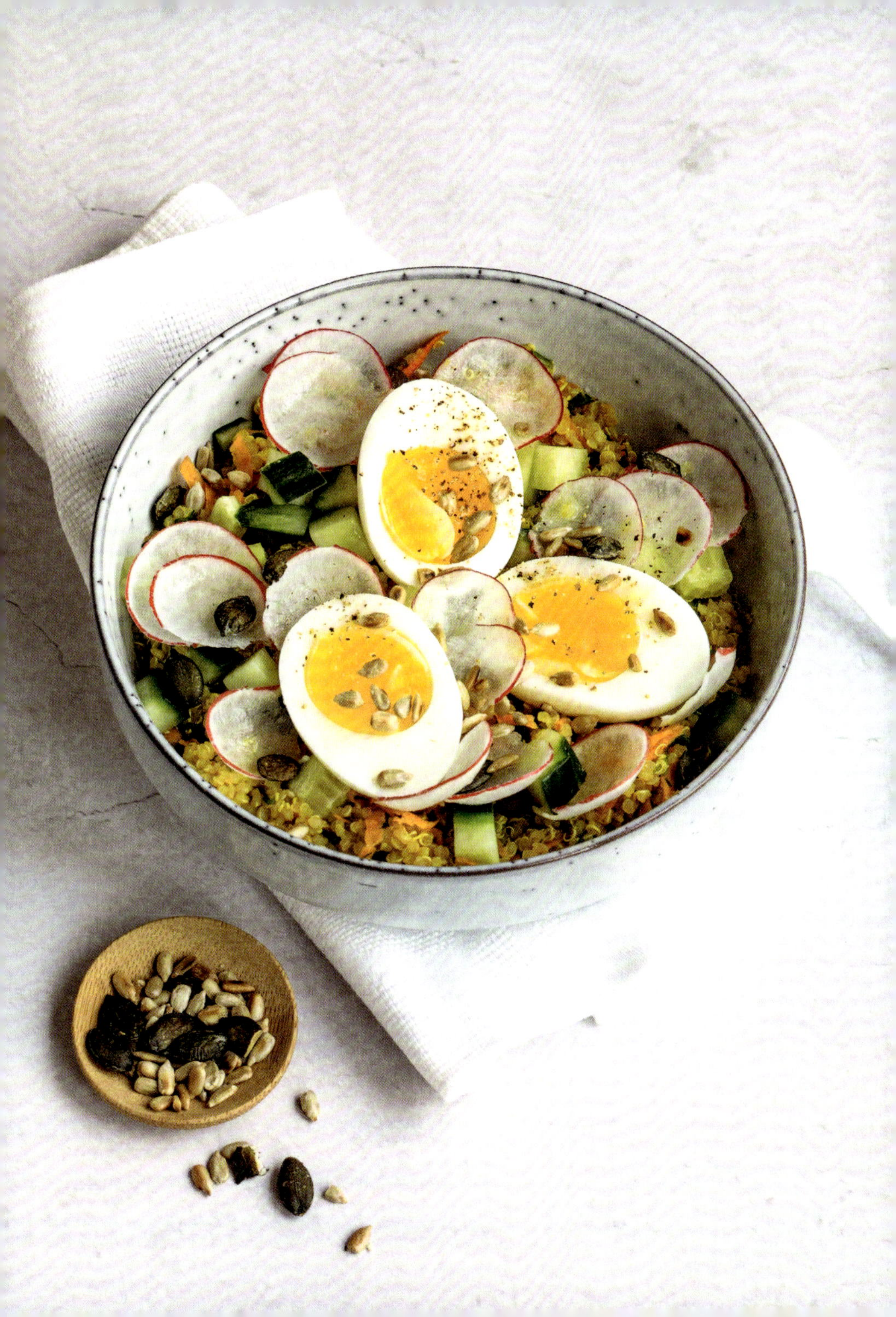

MÖHREN-VOLLKORNBROT

Für 1 Brot (ca. 12 Scheiben) | Zubereitung: 1 ¼ Stunden
Reifen: 14 Stunden (über Nacht) | Gehen: 1 ½ Stunden

15 g Sauerteig-Starterkultur (selbst gemacht oder vom Bäcker; ersatzweise ½ Pck. flüssiger Sauerteig, ca. 35 g)
100 g Roggen-Vollkornmehl
400 g Möhren
300 g Dinkel-Vollkornmehl
50 g Haferkleie
50 g geschrotete Leinsamen
10 g frische Hefe
1 EL Ahornsirup | 10 g Salz
je 25 g Kürbiskerne und Haferflocken
Mehl zum Arbeiten

Pro Scheibe: ca. 175 kcal,
7 g EW, 4 g F, 27 g KH, 6 g BST

- Am Vortag die Starterkultur für den Sauerteig mit Roggenmehl und 150 ml Wasser gut verrühren. In ein sauberes Vorratsglas (ca. ½ l Inhalt; das Volumen vergrößert sich!) füllen und an einem warmen Ort mit einem Tuch abgedeckt 14 Stunden, am besten über Nacht, reifen lassen.

- Am nächsten Tag die Möhren putzen und schälen. 100 g Möhren auf der Gemüsereibe fein raspeln. Restliche Möhren grob würfeln und in einem Topf mit Wasser bedeckt mit geschlossenem Deckel etwa 12 Minuten dünsten. Dann das Wasser abgießen und die Möhren im Topf mit dem Stabmixer pürieren.

- Den Sauerteigansatz in einer Rührschüssel mit Dinkelmehl, Haferkleie, Leinsamen, zerbröckelter Hefe, Ahornsirup, Salz, Kürbiskernen und Haferflocken, Möhrenraspeln und -püree mit den Knethaken des Handrührgeräts klebrig verkneten. Den Teig zu einer Kugel formen und mit Mehl bestäubt abgedeckt an einem warmen Ort etwa 1 ½ Stunden gehen lassen. Nach der Hälfte der Gehzeit den Teig mit einer Teigkarte rundfalten (mit der Teigkarte in Form bringen, nicht kneten!).

- Den Backofen rechtzeitig auf 250 °C vorheizen. Dabei einen runden gusseisernen Topf mit Deckel in den Ofen stellen (2. Schiene von unten). Den Teig in den Topf (Achtung, heiß!) geben und oben mit einem Messer mehrmals einritzen. Das Möhrenbrot mit geschlossenem Deckel im Ofen etwa 25 Minuten backen. Den Deckel abnehmen und das Brot noch etwa 5 Minuten backen. Herausnehmen und auskühlen lassen.

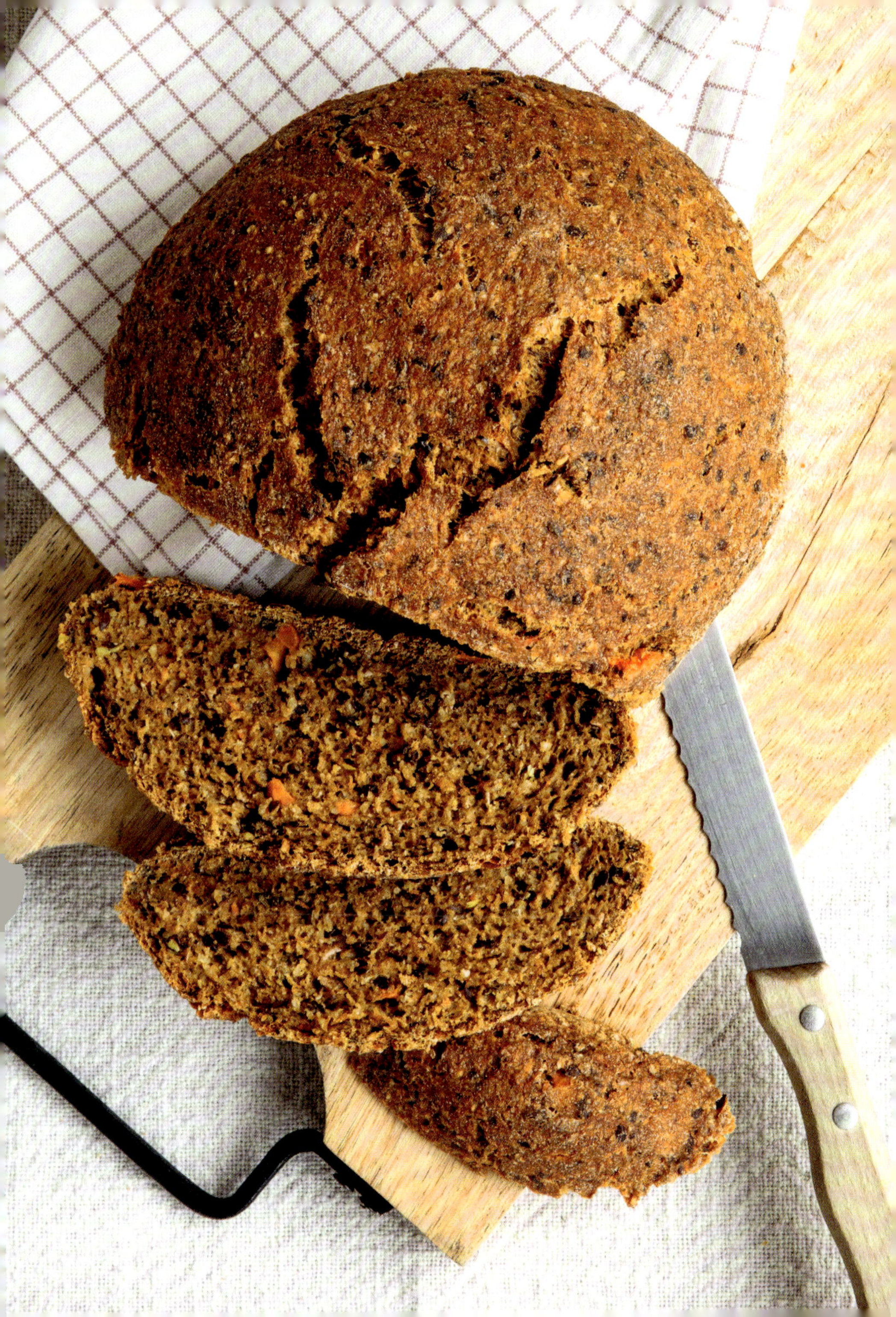

EXTRA BALLASTSTOFFREICH

SAATEN-KNÄCKEBROT

Für ca. 18 Stück | Zubereitung: 20 Minuten
Backen: 45 Minuten

3 EL Kürbiskerne
3 EL Leinsamen
3 EL Sonnenblumenkerne
4 EL helle Sesamsamen
4 EL Mohnsamen
4 EL kernige Haferflocken
80 g Dinkel-Vollkornmehl
90 g Buchweizenmehl
1 TL Weinsteinbackpulver
1½ TL Salz
2 EL Rapsöl
3–4 EL Saaten-Mix zum Bestreuen (z. B. Leinsamen, Kürbis- und Sonnenblumenkerne)

Pro Stück: ca. 110 kcal,
4 g EW, 6 g F, 9 g KH, 2 g BST

- Den Backofen auf 170 °C (150 °C Umluft) vorheizen. Ein Backblech mit Backpapier (ca. 36 x 42 cm) belegen.

- Alle trockenen Zutaten – bis auf den Saaten-Mix zum Bestreuen – in einer Rührschüssel mischen. Das Öl und 125 ml Wasser dazugeben und alles mit den Knethaken des Handrührgeräts zu einem relativ festen Teig verarbeiten. Falls er zu fest ist, noch etwas Wasser unterrühren.

- Den Teig auf das Blech geben, mit einem zweiten Bogen Backpapier belegen und mit dem Nudelholz gleichmäßig flach über das ganze Blech ausrollen. Das obere Backpapier abziehen und den Teig, falls nötig, mit den Fingern noch bis an den Rand drücken.

- Mit einem Messer die Teigplatte quer in drei etwa 12 x 42 cm große Streifen einschneiden. Die Teigstreifen dann jeweils quer in etwa 6 Streifen einschneiden, sodass insgesamt 18 Rechtecke (à ca. 7 x 12 cm) entstehen. Den Saaten-Mix auf dem Teig gleichmäßig verteilen und etwas andrücken.

- Das Knäckebrot im Ofen auf der mittleren Schiene etwa 45 Minuten backen. Herausnehmen und kurz auskühlen lassen, dann vorsichtig in die 18 Stücke teilen. Die Knäckebrote auf einem Kuchengitter vollständig auskühlen lassen und in einer Vorratsdose aufbewahren. So bleiben sie bis zu 3 Wochen frisch.

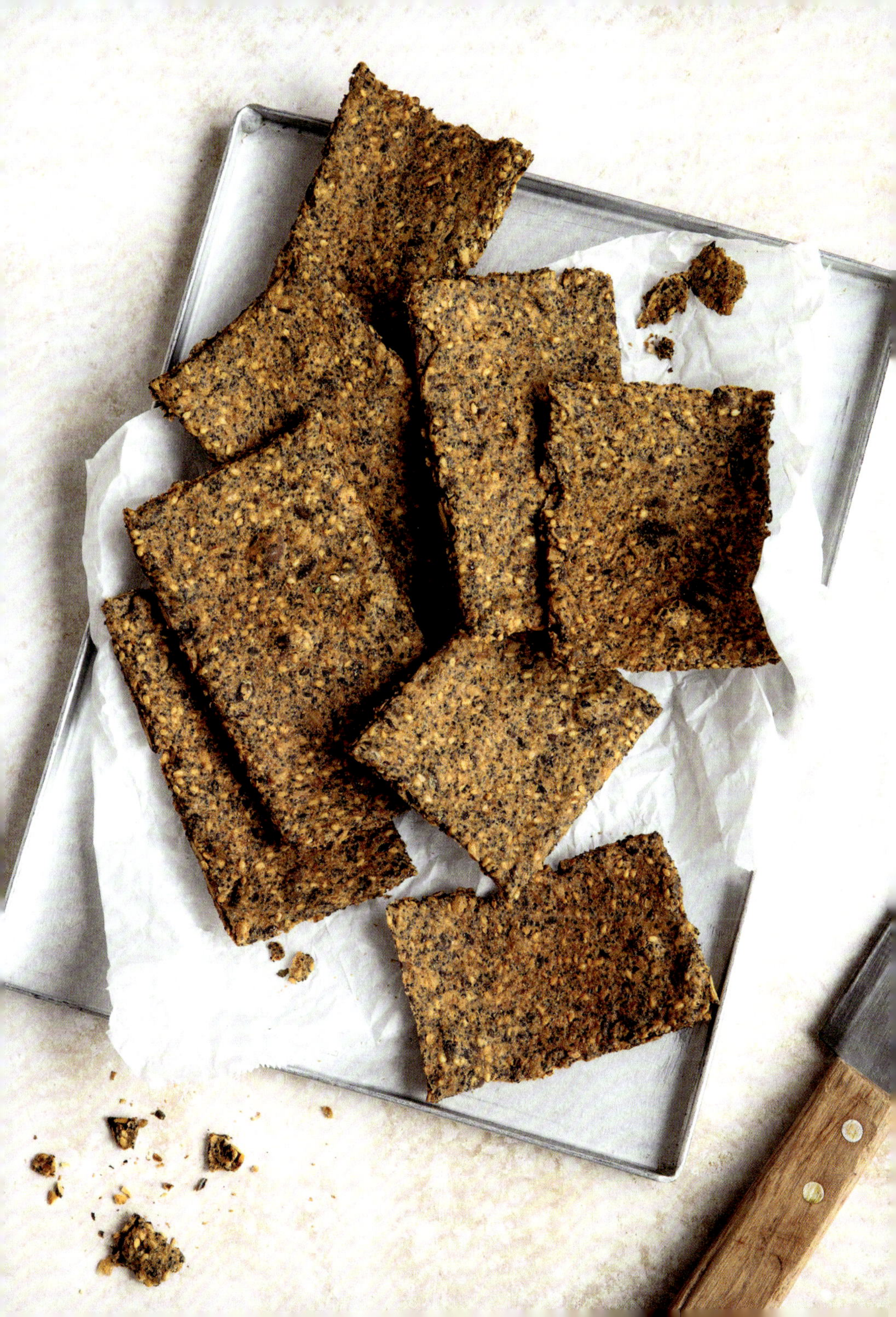

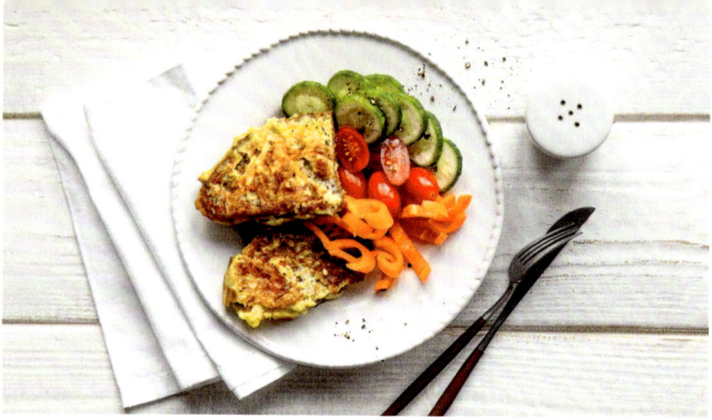

HERZHAFTE ARME RITTER

Für 2 Personen | Zubereitung: 25 Minuten

50 g Bergkäse
2 Eier (Größe M)
50 ml Milch (3,5 % Fett)
Salz | Pfeffer aus der Mühle
frisch geriebene Muskatnuss
2 Scheiben Vollkornbrot (vom Vortag)
1 orange oder gelbe Paprikaschote
½ Salatgurke
50 g Cocktailtomaten
1 EL Rapsöl

Pro Portion: ca. 390 kcal,
21 g EW, 21 g F, 28 g KH, 9 g BST

- Den Käse fein raspeln. Die Eier mit der Milch, ¼ TL Salz, etwas Pfeffer und Muskat verquirlen. Den Käse dazugeben und unterrühren.

- Die Brotscheiben in eine Auflaufform legen und die Eier-Käse-Milch darüber verteilen. Die Brotscheiben etwa 10 Minuten ziehen lassen, dabei nach etwa 5 Minuten einmal wenden.

- In der Zwischenzeit für das Knabbergemüse die Paprikaschote längs halbieren, putzen, waschen und in dünne Streifen schneiden. Die Gurke putzen, waschen und in dünne Scheiben schneiden. Die Tomaten waschen.

- Das Öl in einer großen beschichteten Pfanne erhitzen und die Brotscheiben darin bei mittlerer Hitze auf jeder Seite 2 bis 3 Minuten goldbraun braten.

- Die Armen Ritter aus der Pfanne nehmen und mit dem Knabbergemüse auf Tellern anrichten.

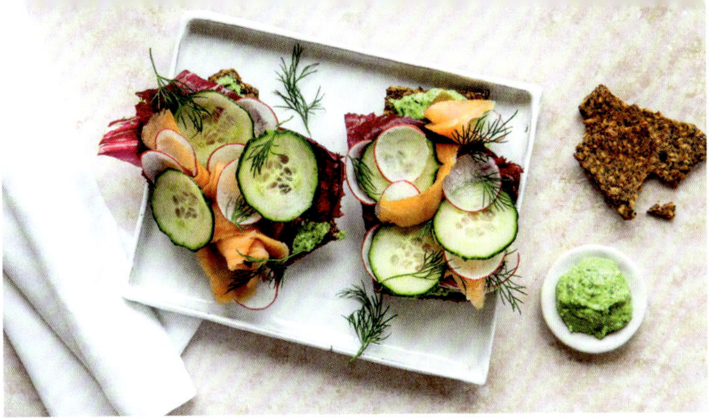

LACHS-GEMÜSE-KNÄCKE

Für 2 Personen | Zubereitung: 15 Minuten

125 g körniger Frischkäse (Hüttenkäse)
2 TL geriebener Meerrettich (aus dem Glas)
50 g junger Spinat
Salz | Pfeffer aus der Mühle
4 Blätter Radicchio
4 Radieschen
2 Stiele Dill
½ Salatgurke
4 Scheiben Saaten-Knäckebrot (siehe Seite 54 oder ein anderes ballaststoffreiches Knäckebrot)
125 g geräucherter Lachs (in Scheiben)

Pro Portion: ca. 380 kcal,
29 g EW, 12 g F, 38 g KH, 7 g BST

- Den Hüttenkäse mit dem Meerrettich im Blitzhacker oder in einem hohen Rührbecher mit dem Stabmixer cremig pürieren. Den Spinat verlesen, waschen und trocken schütteln, dabei grobe Stiele entfernen. Den Spinat klein hacken und unter die Hüttenkäsecreme heben, alles mit Salz und Pfeffer abschmecken.

- Den Radicchio waschen und trocken tupfen, eventuell harte Blattrippen entfernen. Die Radieschen putzen, waschen und in dünne Scheiben schneiden oder hobeln. Dill waschen, trocken tupfen, die Spitzen abzupfen und grob hacken. Die Gurke putzen, waschen und quer in dünne Scheiben schneiden.

- Die Knäckebrote jeweils mit einem Viertel der Hüttenkäsecreme bestreichen und mit 1 Radicchioblatt belegen. Den Lachs und die Radieschen darauf verteilen. Die Knäckebrote mit Dill bestreuen und mit den Gurkenscheiben garnieren.

VOLLKORNBROT CAPRESE

Für 2 Personen | Zubereitung: 20 Minuten

50 g Rucola
1 Kugel Mozzarella (125 g)
2 Tomaten
2 Stiele Basilikum
2 Scheiben Möhren-Vollkornbrot (à ca. 50 g; siehe Seite 53 oder ein anderes Sauerteigbrot)
2 TL Olivenöl
Salz | Pfeffer aus der Mühle
2 TL geschälte Hanfsamen

Pro Portion: ca. 365 kcal,
18 g EW, 23 g F, 22 g KH, 6 g BST

- Den Rucola verlesen, waschen und trocken schleudern, dabei grobe Stiele entfernen. Den Mozzarella abtropfen lassen, trocken tupfen und in Scheiben schneiden. Die Tomaten waschen und ebenfalls in Scheiben schneiden, dabei die Stielansätze entfernen. Das Basilikum waschen, trocken tupfen, die Blätter abzupfen und fein hacken.

- Die Brotscheiben im Toaster rösten. Nach Belieben 1 kleine Knoblauchzehe schälen, halbieren und die Brote noch heiß mit der Schnittfläche des Knoblauchs einreiben, sodass sie ein leichtes Knoblaucharoma erhalten. Danach die übrige Knoblauchzehe entsorgen.

- Die Brote auf Teller legen und mit je 1 TL Olivenöl beträufeln. Je die Hälfte des Rucola darauf verteilen und dachziegelartig mit Mozzarella- und Tomatenscheiben belegen. Die Brote mit Salz und Pfeffer würzen und mit dem gehackten Basilikum und den Hanfsamen bestreuen.

GESUNDHEITSTIPP

Bei Sauerteigbrot sorgen Milchsäurebakterien durch Fermentation für die nötige Triebkraft. Das lässt das Brot nicht nur aufgehen, sondern macht es auch bekömmlicher und leichter verdaulich. Zudem verlängert es die Haltbarkeit, das Brot bleibt länger saftig. Hier lohnt es sich, selbst zu backen oder nach einem guten Bäcker Ausschau zu halten, der handwerklich mit Sauerteig backt.

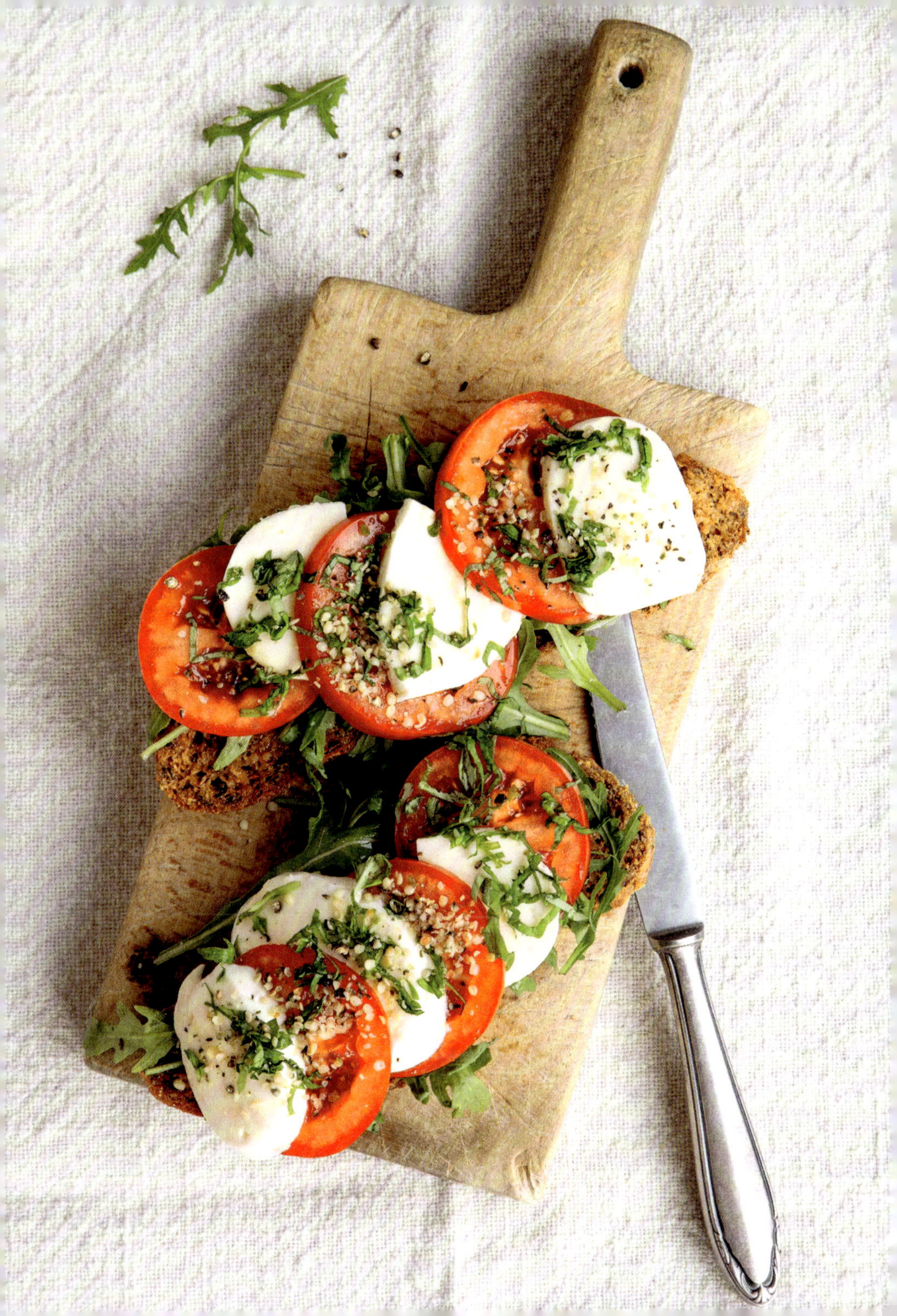

BROTE MIT PILZRÜHREI UND FETA

Für 2 Personen | Zubereitung: 25 Minuten

250 g Champignons
1 rote Paprikaschote
5 Eier (Größe M)
2 EL Milch (3,5 % Fett)
Salz | Pfeffer aus der Mühle
2 TL Olivenöl
½ reife Avocado
1 TL Zitronensaft
2 Scheiben Möhren-Vollkornbrot (à ca. 50 g; siehe Seite 52 oder ein anderes Sauerteigbrot)
½ Bund Schnittlauch
50 g Feta (Schafskäse)

Pro Portion: ca. 555 kcal,
33 g EW, 34 g F, 30 g KH, 13 g BST

- Pilze putzen, falls nötig, trocken abreiben und in dünne Scheiben schneiden. Die Paprika halbieren, putzen, waschen und klein würfeln. Die Eier und Milch verquirlen, salzen und pfeffern.

- In einer beschichteten Pfanne das Öl erhitzen und die Pilze darin bei starker Hitze etwa 5 Minuten unter Wenden anbraten. Die Paprika dazugeben und kurz mitbraten. Die Eiermasse darübergießen und zu einem Rührei braten, dabei die Eiermasse vom Rand her in die Mitte zusammenschieben.

- Inzwischen von der Avocado den Kern entfernen, das Fruchtfleisch aus der Schale lösen, sofort mit Zitronensaft beträufeln und mit einer Gabel zerdrücken. Mit Salz abschmecken.

- Die Brotscheiben nach Belieben im Toaster rösten, auf Teller legen und mit der Avocadocreme bestreichen. Das Pilzrührei darauf verteilen. Den Schnittlauch waschen, trocken tupfen und mit der Schere direkt über den Broten in feine Röllchen schneiden. Zuletzt den Feta darüberbröckeln.

GESUNDHEITSTIPP

Ob Austernpilze, Champignons oder Pfifferlinge – Pilze sind eine Top-Quelle für Ballaststoffe. Sie enthalten neben Beta-Glukanen, die die Blutfettwerte in Balance bringen, unter anderem Chitin. Das ist ein Hauptbestandteil der Pilzzellwände, das den Darm anregt und den guten Darmbakterien als „Futter" dient.

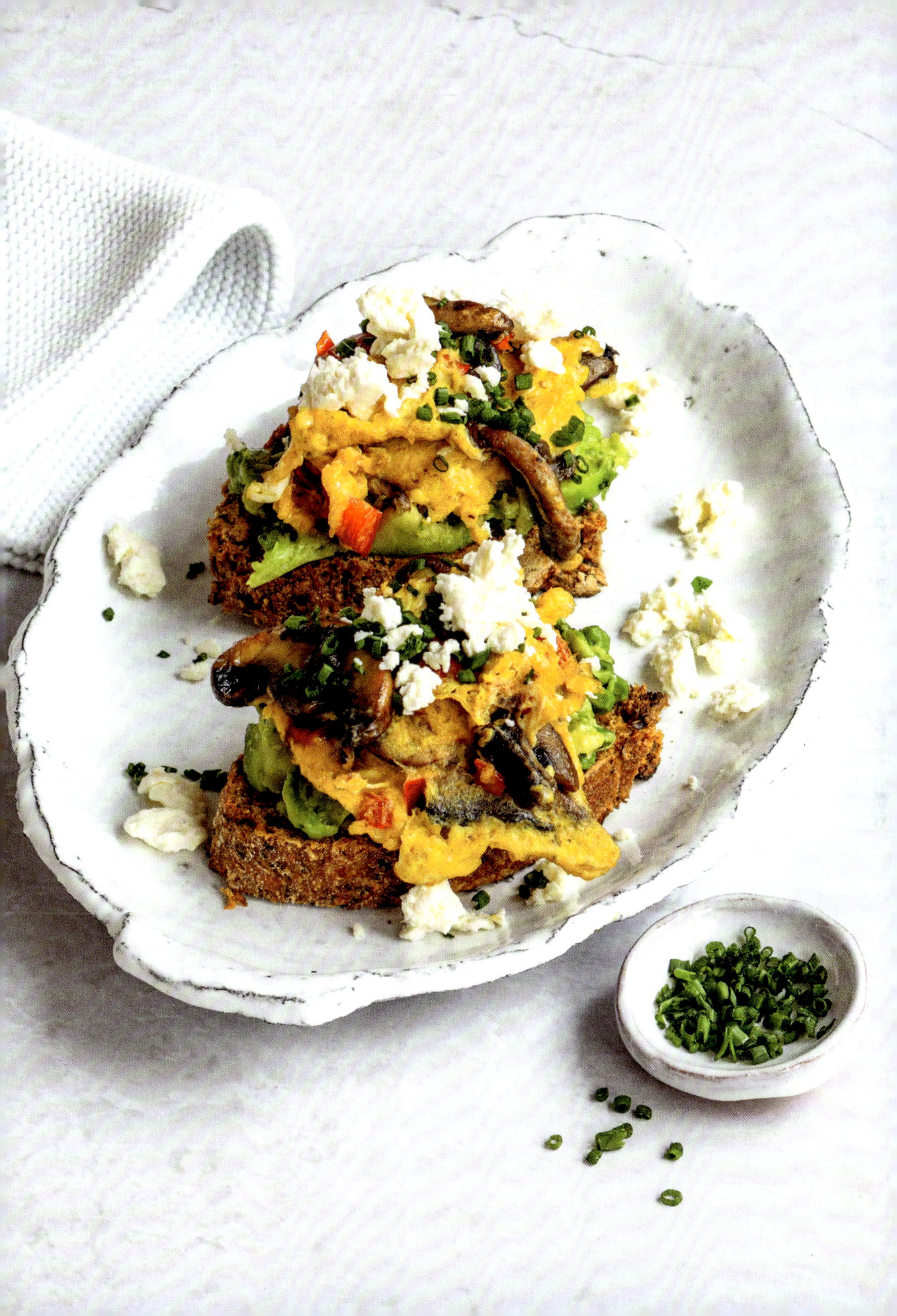

HERZHAFTE BUCHWEIZEN-PANCAKES

Für 2 Personen | Zubereitung: 25 Minuten
Einweichen: 12 Stunden (über Nacht)

100 g Buchweizen
2 EL entöltes Mandelmehl
1 TL Natron
1 EL Apfelessig
Salz | Pfeffer aus der Mühle
½ Bio-Zitrone
200 g Magerquark
50 g Rucola
100 g Cocktailtomaten
½ reife Avocado
2 Stiele Basilikum
2 TL Rapsöl

Pro Portion: ca. 435 kcal,
23 g EW, 18 g F, 44 g KH, 10 g BST

- Am Vorabend den Buchweizen in einer Schüssel mit Wasser bedecken und abgedeckt etwa 12 Stunden, am besten über Nacht, einweichen.

- Am nächsten Morgen den Buchweizen in ein Sieb abgießen, kalt abbrausen und gut abtropfen lassen. Anschließend in einen leistungsstarken Mixer geben und Mandelmehl, Natron, 75 ml Wasser, Essig und ½ TL Salz hinzufügen. Alles zu einem glatten Teig pürieren. Den Teig abgedeckt etwa 10 Minuten quellen lassen.

- Währenddessen die Zitrone heiß waschen, abtrocknen und die Schale fein abreiben. Die Zitronenhälfte auspressen. Den Quark mit der Zitronenschale und 2 TL Zitronensaft verrühren und mit Salz und Pfeffer abschmecken. Rucola verlesen, waschen und trocken schleudern, dabei grobe Stiele entfernen. Die Tomaten waschen und halbieren. Von der Avocado den Kern entfernen, das Fruchtfleisch aus der Schale lösen und in Spalten schneiden. Basilikum waschen, trocken tupfen und die Blätter abzupfen.

- Den Teig nochmals gut durchrühren. Das Öl portionsweise in einer großen beschichteten Pfanne erhitzen. Je Pancake 1 bis 2 EL Teig als Klecks in die Pfanne geben, etwas ausstreichen und 2 bis 3 Minuten backen. Sobald sich Bläschen auf der Oberseite bilden, den Pancake wenden und die andere Seite ebenfalls 2 bis 3 Minuten backen. Auf diese Weise 6 bis 8 Pancakes backen, herausnehmen und warm halten.

- Je 4 Pancakes auf Tellern anrichten und mit Zitronenquark, Avocado, Rucola, Tomaten und Basilikum belegen.

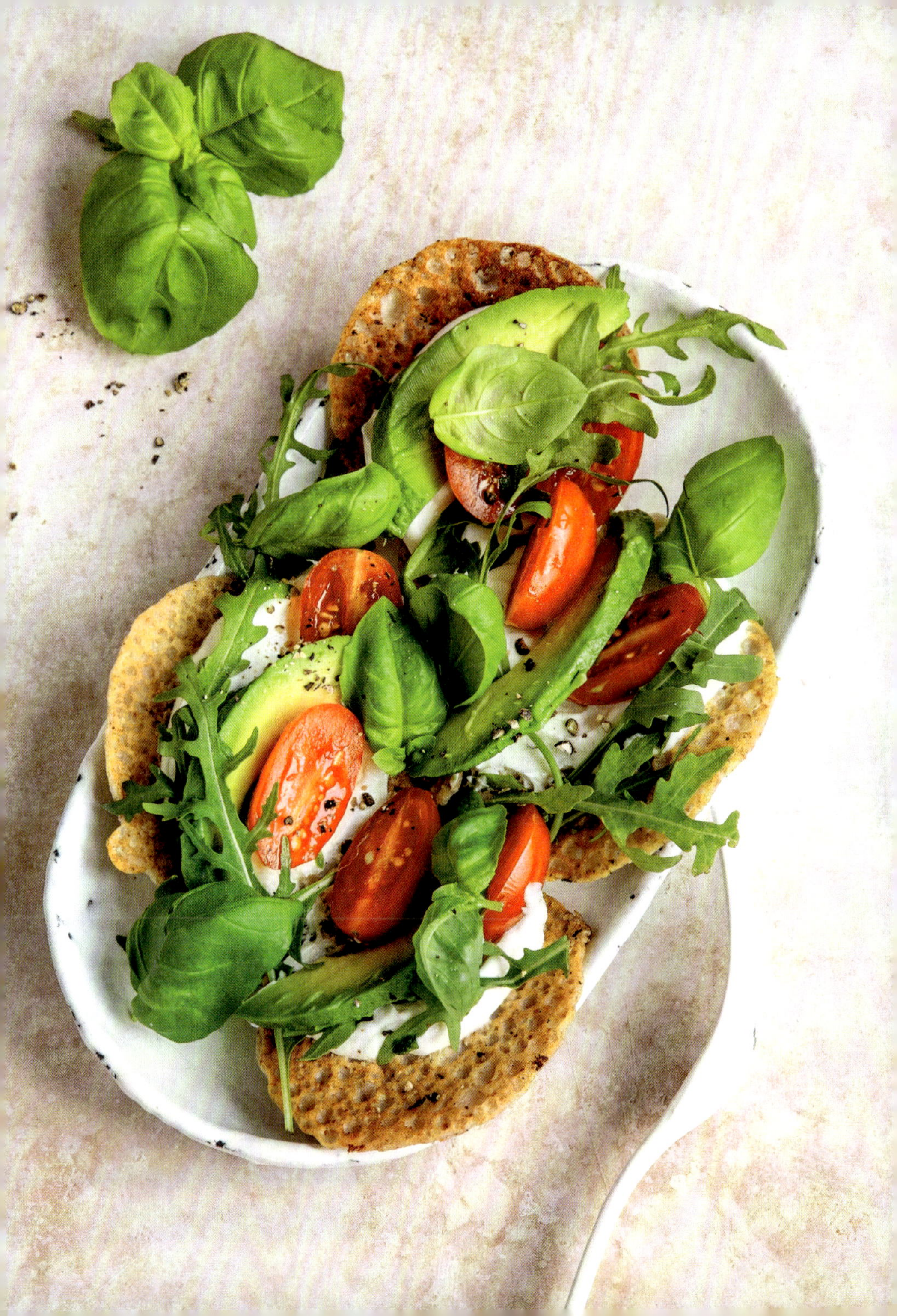

EXTRA BALLASTSTOFFREICH

ROTE-LINSEN-SUPPE

Für 2 Personen | Zubereitung: 30 Minuten

1 Zwiebel
1 Knoblauchzehe
3 Stangen Staudensellerie
1 Möhre
1 EL Rapsöl
½ TL gemahlener Kreuzkümmel
1 TL edelsüßes Paprikapulver
½ TL getr. Oregano
125 g rote Linsen
½ Dose stückige Tomaten (ca. 200 g)
Salz | Pfeffer aus der Mühle
2–3 TL Weißweinessig
150 g Feta (Schafskäse)
2 EL gehackte Petersilie

Pro Portion: ca. 450 kcal,
30 g EW, 21 g F, 35 g KH, 15 g BST

- Die Zwiebel und den Knoblauch schälen und separat in feine Würfel schneiden. Den Sellerie putzen, entfädeln, waschen und klein würfeln. Die Möhre putzen, schälen und ebenfalls klein würfeln.

- Das Öl in einem Topf erhitzen und Zwiebel, Sellerie und Möhre darin unter Wenden etwa 5 Minuten andünsten. Dann Knoblauch, Kreuzkümmel, Paprikapulver, Oregano und Linsen hinzufügen und ebenfalls kurz andünsten.

- Alles mit ½ l Wasser aufgießen und die stückigen Tomaten dazugeben. Die Suppe mit Salz und Pfeffer würzen und einmal kurz aufkochen. Dann offen bei schwacher Hitze noch 12 bis 15 Minuten köcheln lassen, bis die Linsen zu zerfallen beginnen.

- Die Suppe vom Herd nehmen, mit Essig, Salz und Pfeffer abschmecken und in tiefen Tellern oder Schalen anrichten. Jeweils die Hälfte des Fetas über jede Portion bröseln und mit der Petersilie bestreuen.

GESUNDHEITSTIPP

Für die schnelle Küche sind rote Linsen perfekt, weil sie – im Gegensatz zu beispielsweise braunen Linsen – geschält sind und daher eine kürzere Garzeit haben.
In Sachen Gesundheit überzeugen die kleinen Roten vor allem mit Ballaststoffen, aber ebenso mit pflanzlichem Eiweiß, Vitaminen, Mineralstoffen und sekundären Pflanzenstoffen wie Polyphenolen, die antientzündlich wirken und die Darmgesundheit fördern.

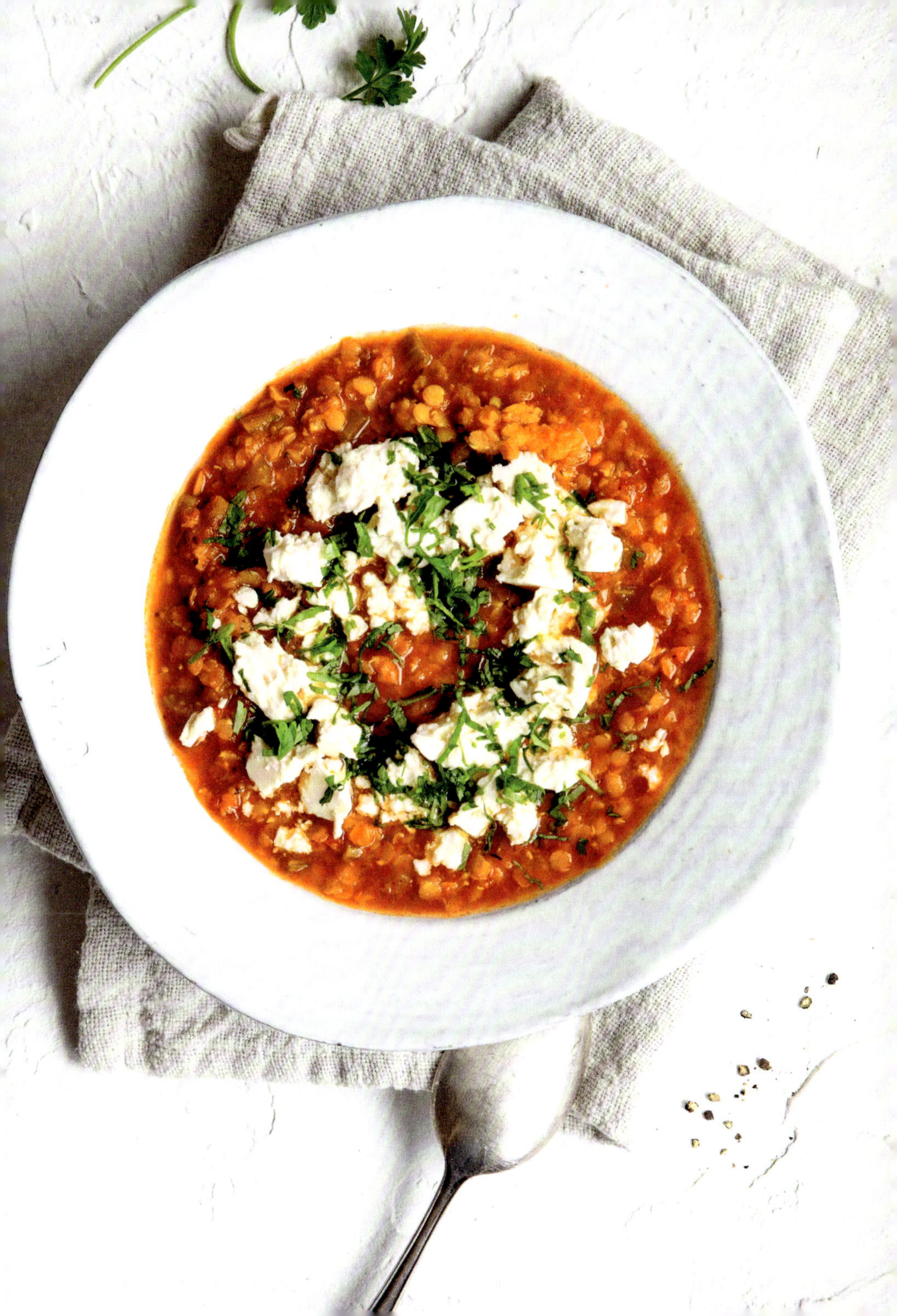

SCHWARZWURZELSUPPE MIT HAFER-HACK

Für 2 Personen | Zubereitung: 30 Minuten

1 kleine Zwiebel
400 g Schwarzwurzeln
200 g vorwiegend festkochende Kartoffeln
2 EL Rapsöl
½ l vegane Gemüsebrühe
1 kleine Dose Kidneybohnen (ca. 140 g Abtropfgewicht)
35 g kernige Haferflocken
1 TL Sojasauce
Salz | Pfeffer aus der Mühle
edelsüßes Paprikapulver
50 g Hafersahne
2 EL gehackte Petersilie

Pro Portion: ca. 390 kcal,
13 g EW, 18 g F, 40 g KH, 18 g BST

- Die Zwiebel schälen und in grobe Würfel schneiden. Die Schwarzwurzeln putzen, mit der Gemüsebürste unter fließendem Wasser gründlich waschen, schälen und grob würfeln. Kartoffeln schälen, waschen und grob würfeln.

- In einem Topf 1 EL Öl erhitzen und die Hälfte der Zwiebel, die Schwarzwurzeln und Kartoffeln darin unter Wenden 3 bis 4 Minuten andünsten. Die Brühe dazugießen, alles einmal aufkochen und dann mit geschlossenem Deckel bei schwacher Hitze noch etwa 18 Minuten sanft köcheln lassen.

- Inzwischen für das Hafer-Hack die Kidneybohnen in einem Sieb abbrausen und gut abtropfen lassen. Mit der restlichen Zwiebel, den Haferflocken, Sojasauce, ¼ TL Salz, etwas Pfeffer und Paprikapulver in einem hohen Rührbecher mit dem Stabmixer pürieren.

- Das übrige Öl (1 EL) in einer Pfanne erhitzen und die Hafer-Bohnen-Masse darin unter Wenden kräftig krümelig anbraten. Dabei den Mix mit einem Pfannenwender immer wieder zerkleinern, sodass er rundum bräunt und am Ende wie Hackfleisch aussieht.

- Die Suppe vom Herd nehmen, die Hafersahne dazugeben und alles im Topf mit dem Stabmixer cremig pürieren. In tiefen Tellern oder Schalen anrichten, das Hafer-Hack darauf verteilen und mit der Petersilie bestreuen.

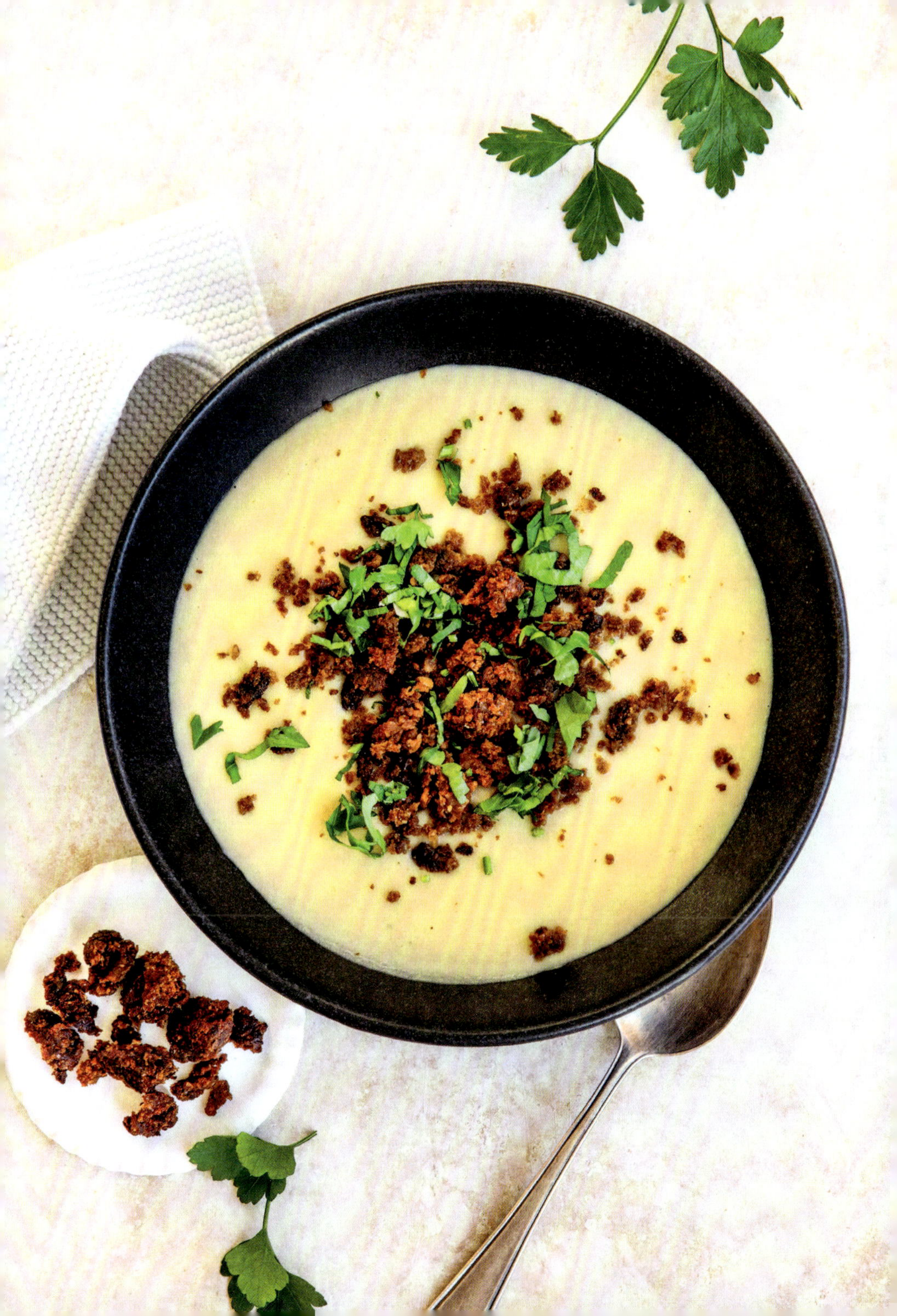

WINTER-MINESTRONE MIT HACKBÄLLCHEN

Für 2 Personen | Zubereitung: 40 Minuten

1 kleine Zwiebel
1 Möhre
100 g Staudensellerie
½ Spitzkohl (ca. 400 g)
1 EL Olivenöl
1 TL Tomatenmark
1 TL getr. Oregano
400 ml Gemüsebrühe
½ Dose stückige Tomaten (ca. 200 g)
1 Lorbeerblatt
Salz | Pfeffer aus der Mühle
75 g Hirse
1 Dose weiße Bohnen
(ca. 240 g Abtropfgewicht)
150 g mageres Rinderhackfleisch
½ TL edelsüßes Paprikapulver
1 Msp. gemahlener Kreuzkümmel
2 EL gehackte Petersilie
2 EL geriebener Parmesan

Pro Portion: ca. 480 kcal,
35 g EW, 15 g F, 50 g KH, 17 g BST

- Die Zwiebel schälen, halbieren und in schmale Streifen schneiden. Möhre und den Sellerie putzen, schälen bzw. waschen und in kleine Würfel schneiden. Den Spitzkohl putzen, waschen und in schmalen Streifen vom Strunk schneiden.

- Das Öl in einem Topf erhitzen und das vorbereitete Gemüse darin unter Wenden etwa 5 Minuten andünsten. Tomatenmark und Oregano einrühren und kurz anrösten. Die Brühe dazugießen und die stückigen Tomaten dazugeben. Das Lorbeerblatt hinzufügen, alles mit Salz und Pfeffer würzen und einmal kurz aufkochen.

- Dann die Suppe mit geschlossenem Deckel bei schwacher Hitze noch etwa 20 Minuten köcheln lassen. Dabei nach etwa 5 Minuten die Hirse hinzufügen und ab und zu umrühren.

- Inzwischen die Bohnen in einem Sieb abbrausen und abtropfen lassen. Das Hack mit Paprikapulver und Kreuzkümmel verkneten und daraus mit angefeuchteten Händen kleine Bällchen (ca. 3 cm Durchmesser) formen. Bohnen und Hackbällchen nach Ende der Garzeit zum Eintopf geben und alles noch etwa 5 Minuten köcheln lassen.

- Die Minestrone mit Salz und Pfeffer abschmecken und in tiefen Tellern oder Schalen anrichten. Mit Petersilie und Parmesan bestreuen.

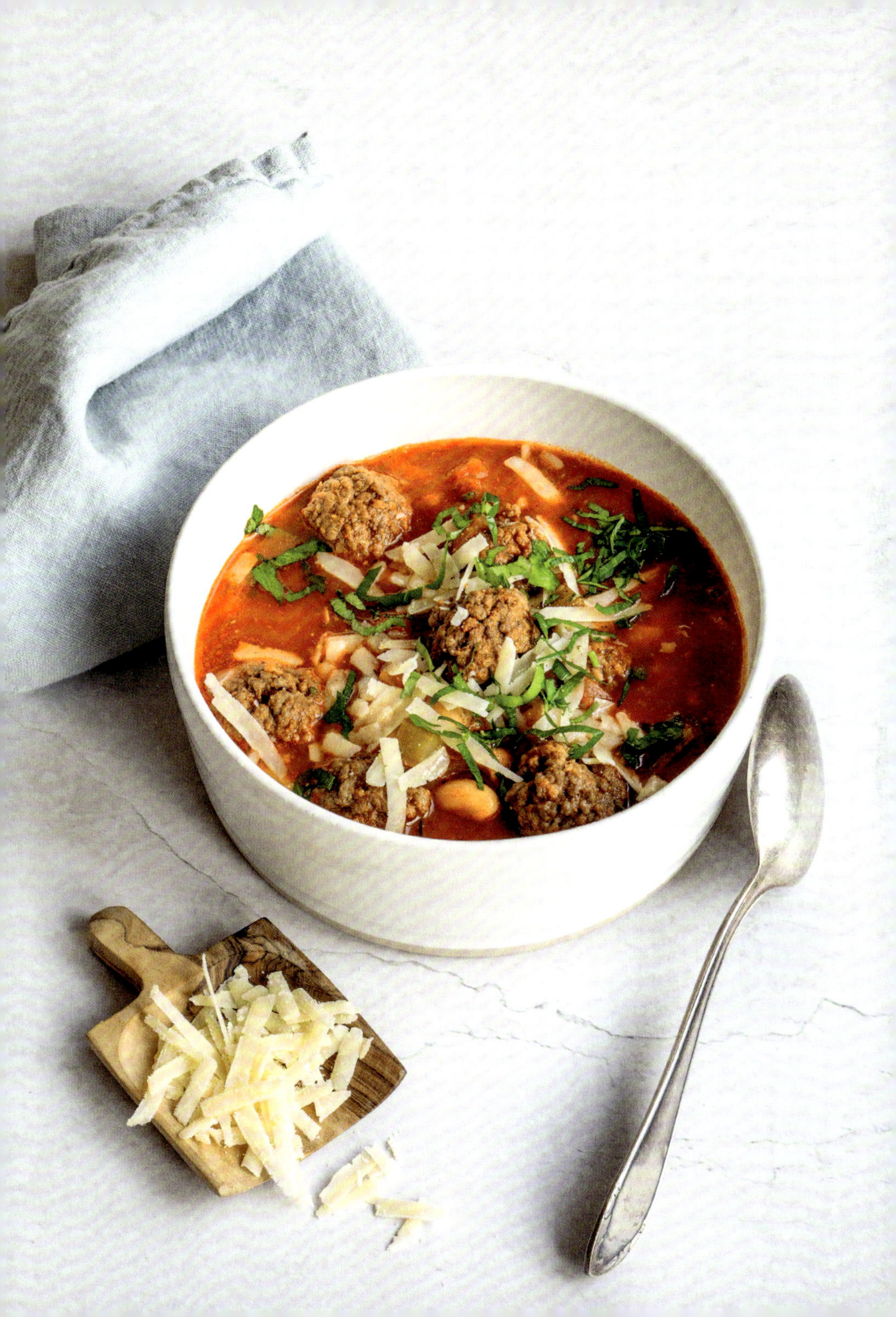

ITALIENISCHER BOHNENSALAT

Für 2 Personen | Zubereitung: 20 Minuten

2 Mini-Römersalatherzen
3 Tomaten
1 kleine rote Zwiebel
1 Dose Cannellini-Bohnen (ca. 240 g Abtropfgewicht)
4 EL Olivenöl
1 EL Tomatenmark
1 TL getr. Oregano
Salz | Pfeffer aus der Mühle
3–4 Stiele Basilikum
1 EL Weißweinessig
1 Kugel Mozzarella (125 g)

Pro Portion: ca. 470 kcal,
20 g EW, 35 g F, 18 g KH, 8 g BST

- Von den Salaten die äußeren Blätter entfernen. Die Salate in die einzelnen Blätter teilen, waschen, trocken schleudern und in mundgerechte Stücke zupfen. Die Tomaten waschen und in Spalten schneiden, dabei die Stielansätze entfernen. Die Zwiebel schälen, halbieren und in feine Scheiben schneiden.

- Die Bohnen in einem Sieb abbrausen und gut abtropfen lassen. In einer Pfanne 1 EL Öl erhitzen und die Bohnen darin unter Wenden 1 bis 2 Minuten erhitzen. Das Tomatenmark und den Oregano hinzufügen und gründlich untermischen. Alles noch 2 bis 3 Minuten unter Wenden erhitzen, mit Salz und Pfeffer kräftig abschmecken und vom Herd nehmen.

- Für die Vinaigrette den Basilikum waschen, trocken tupfen, die Blätter abzupfen und mit Essig und dem restlichen Öl (3 EL) im Blitzhacker mixen. Mit Salz und Pfeffer abschmecken.

- Den Römersalat mit den Tomaten, der Zwiebel und der Vinaigrette in einer Salatschüssel gut mischen und auf tiefe Teller verteilen. Die Bohnen darauf anrichten. Den Mozzarella abtropfen lassen, in Stücke zupfen und über den Salat streuen. Nach Belieben zum Servieren mit Chiliflocken (Pul Biber) bestreuen.

GESUNDHEITSTIPP

Blattsalate wie Römersalat liefern aufgrund ihres hohen Wassergehalts kaum Kalorien, dafür aber reichlich Ballaststoffe. Dieser Mix sorgt dafür, dass sie figurfreundlich den Magen füllen und lang anhaltend satt machen.

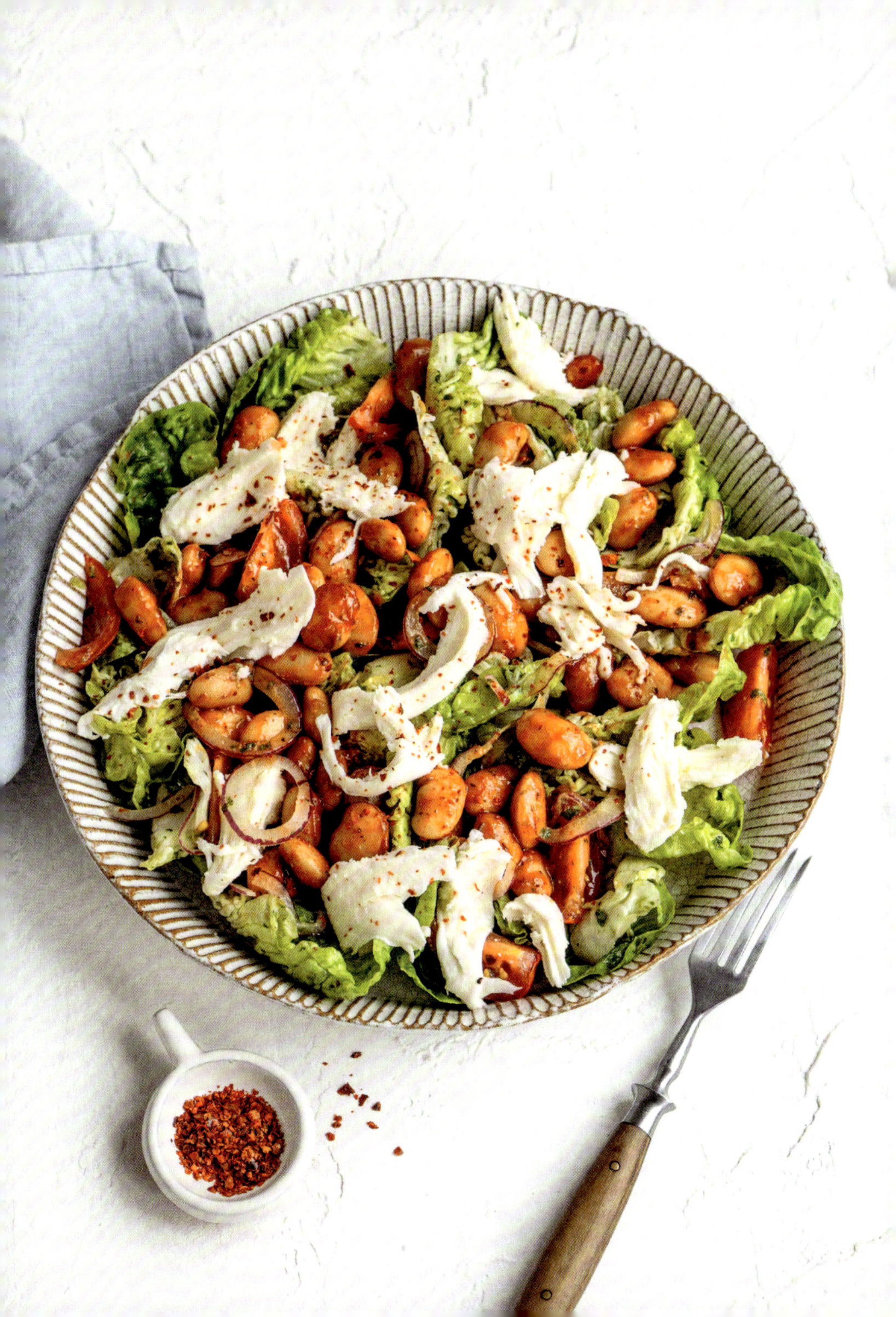

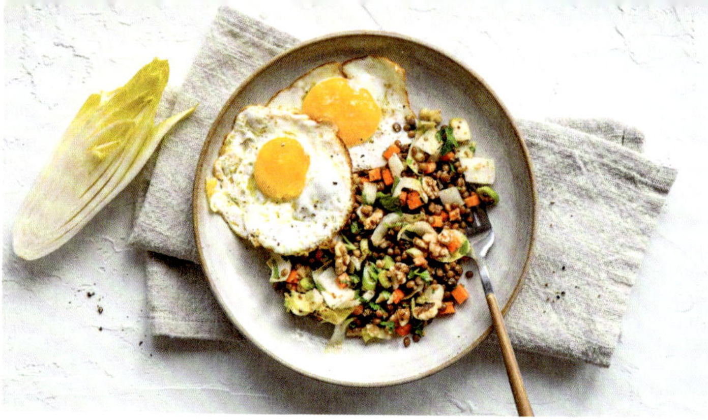

SCHNELLER LINSENSALAT MIT SPIEGELEI

Für 2 Personen | Zubereitung: 25 Minuten

1–2 Chicorée (ca. 250 g)
2 Frühlingszwiebeln
1 Möhre
1 Dose braune Linsen
(ca. 265 g Abtropfgewicht)
1 TL Dijon-Senf
1 EL Apfelessig
1 EL Apfelsaft
Salz | Pfeffer aus der Mühle
2 EL Walnussöl (ersatzweise Rapsöl)
2 EL gehackte Petersilie
50 g Walnusskerne
4 Eier (Größe M)
1 TL Rapsöl

Pro Portion: ca. 475 kcal,
18 g EW, 33 g F, 26 g KH, 8 g BST

- Den Chicorée putzen, waschen und längs halbieren, den Strunk keilförmig herausschneiden und die Blätter quer in Streifen schneiden. Die Frühlingszwiebeln putzen, waschen und in dünne Ringe schneiden. Die Möhre putzen, schälen und in kleine Würfel schneiden. Die Linsen in einem Sieb abbrausen und abtropfen lassen.

- Für das Dressing in einer Salatschüssel den Senf mit Essig, Apfelsaft, Salz und Pfeffer verquirlen. Das Walnussöl unterschlagen und das Dressing nochmals mit Salz und Pfeffer abschmecken. Alle vorbereiteten Zutaten sowie die Petersilie unter das Dressing mischen.

- Die Walnüsse in einer Pfanne ohne Fett rösten, herausnehmen und kurz abkühlen lassen. Danach grob hacken und über den Salat streuen. Die Eier in einer beschichteten Pfanne im Rapsöl zu Spiegeleiern braten, mit Salz und Pfeffer würzen. Den Salat mit jeweils 2 Spiegeleiern auf Tellern anrichten.

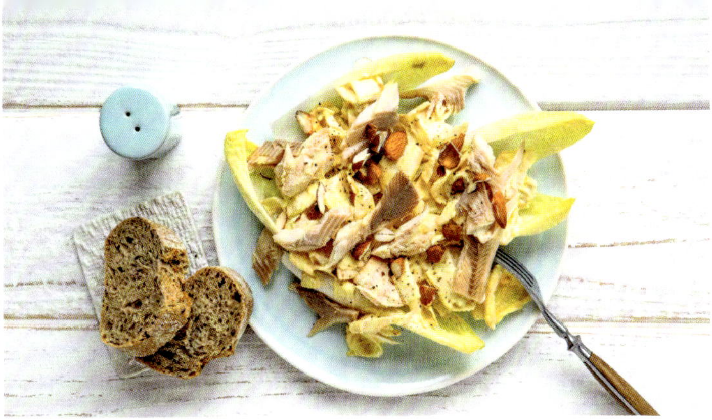

CHICORÉESALAT MIT RÄUCHERFORELLE

Für 2 Personen | Zubereitung: 20 Minuten

3 Chicorées (ca. 400 g;
am besten rote Stauden)
½ reife Mango
50 g Mandeln | 75 g Crème fraîche
75 g griech. Joghurt (5 % Fett; oder
ungesüßte pflanzliche Alternative)
3–4 TL Apfelessig
Salz | Pfeffer aus der Mühle
125 g geräuchertes Forellenfilet
100 g Vollkornbaguette oder 2 Scheiben Vollkornbrot (à 50 g; siehe Seite 52 oder gekauft)

Pro Portion: ca. 530 kcal,
28 g EW, 29 g F, 37 g KH, 11 g BST

- Die Chicorées putzen, waschen und einige Außenblätter zum Anrichten beiseitelegen. Die übrigen Chicorées längs halbieren, den harten Strunk keilförmig herausschneiden und die Blätter quer in Streifen schneiden.

- Mango schälen, das Fruchtfleisch erst vom Stein und dann in kleine Würfel schneiden. Die Mandeln in einer Pfanne ohne Fett rösten, herausnehmen und kurz abkühlen lassen, dann grob hacken.

- Für das Dressing die Crème fraîche mit Joghurt und Essig in einer Salatschüssel glatt rühren, mit Salz und Pfeffer abschmecken. Chicoréestreifen und Mango untermischen.

- Die beiseitegelegten ganzen Chicoréeblätter auf einer Platte auslegen und den Salat in der Mitte anrichten. Die Forelle in Stücke zupfen und auf dem Salat anrichten. Mit den Mandeln bestreuen und mit dem Brot servieren.

KARTOFFELSALAT MIT LACHS UND GURKE

Für 2 Personen | Zubereitung: 35 Minuten | Ziehen: 30 Minuten

500 g festkochende Kartoffeln
1 kleine Zwiebel
2 EL Rapsöl | 1 TL Dijon-Senf
100 ml Gemüsebrühe
2–3 EL Weißweinessig
Salz | Pfeffer aus der Mühle
1 Spritzer Ahornsirup
½ Bund Dill
½ Salatgurke
½ Bund Radieschen
50 g Rucola
200 g heiß geräucherter Wildlachs (ersatzweise geräucherter Lachs)

Pro Portion: ca. 595 kcal,
33 g EW, 27 g F, 53 g KH, 7 g BST

- Die Kartoffeln unter fließendem Wasser mit der Gemüsebürste gründlich waschen. In einem Topf knapp mit Wasser bedecken und mit geschlossenem Deckel etwa 20 Minuten garen.

- Inzwischen die Zwiebel schälen und fein würfeln. In einer Pfanne das Öl erhitzen und die Zwiebel darin andünsten. Danach den Senf und die Brühe hinzufügen und unterrühren, alles einmal kurz aufkochen und dann noch 1 bis 2 Minuten sanft köcheln lassen. Anschließend vom Herd nehmen, den Essig gut unterrühren und das Dressing mit Salz, Pfeffer und Ahornsirup kräftig abschmecken.

- Kartoffeln abgießen, kalt abschrecken, pellen und in Scheiben schneiden. Mit dem Dressing in einer Salatschüssel vorsichtig mischen. Den Salat mindestens 30 Minuten ziehen lassen.

- Währenddessen den Dill waschen, trocken tupfen, die Spitzen abzupfen und fein hacken. Die Gurke putzen, waschen, längs halbieren und die Kerne entfernen. Die Gurkenhälften in dünne Scheiben hobeln oder schneiden. Die Radieschen putzen, waschen und in dünne Scheiben schneiden oder hobeln. Rucola verlesen, waschen und trocken schütteln, dabei grobe Stiele entfernen. Die Rucolablätter etwas kleiner schneiden.

- Alle vorbereiteten Zutaten unter die Kartoffeln mischen und den Salat nochmals kräftig abschmecken. Den Salat auf Tellern anrichten, den Lachs etwas zerzupfen und auf dem Kartoffelsalat verteilen. Zum Servieren nach Belieben noch mit 2 EL gerösteten Kürbiskernen bestreuen.

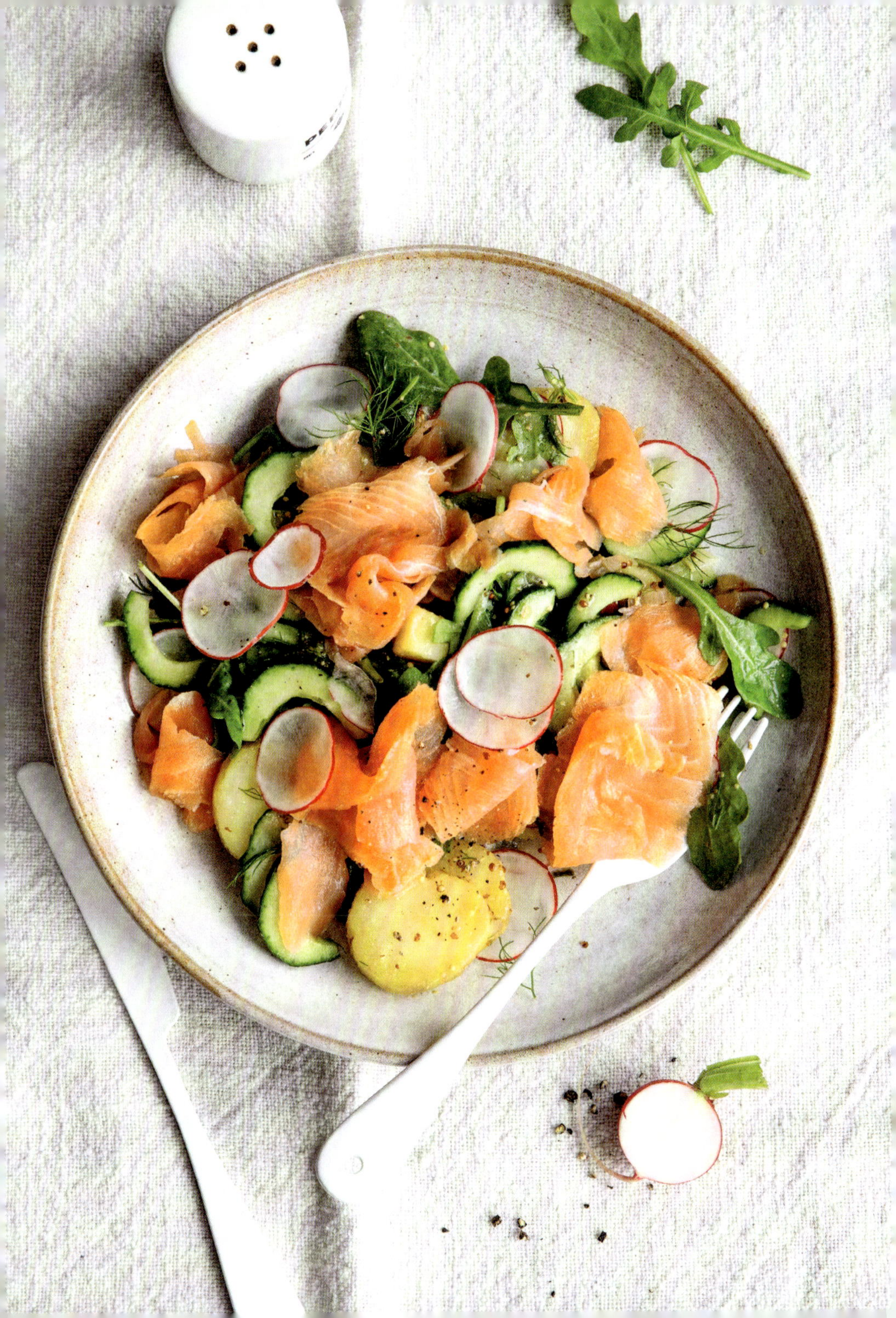

BUNTER SALAT MIT HUMMUS-DRESSING

Für 2 Personen | Zubereitung: 25 Minuten

200 g grüne Bohnen
Salz
150 g Blattsalat-Mix
(aus dem Kühlregal)
1 Möhre
100 g Cocktailtomaten
1 Glas eingelegte Artischockenherzen
(ca. 110 g Abtropfgewicht)
50 g Kichererbsen
(aus Glas oder Dose)
1 kleine Knoblauchzehe
2 EL Olivenöl
1 EL Zitronensaft
1 Msp. gemahlener Kreuzkümmel
25 g griech. Joghurt (5 % Fett; oder ungesüßte pflanzliche Alternative)
Pfeffer aus der Mühle

Pro Portion: ca. 210 kcal,
8 g EW, 12 g F, 17 g KH, 14 g BST

- Bohnen putzen, waschen, in 3 bis 4 cm lange Stücke schneiden und in einem Topf in kochendem Salzwasser etwa 12 Minuten garen.

- Währenddessen den Salat-Mix verlesen, waschen und trocken schleudern. Die Möhre putzen, schälen und auf der Gemüsereibe grob raspeln. Die Tomaten waschen und halbieren. Artischocken abgießen, gut abtropfen lassen und größere Exemplare kleiner schneiden.

- Währenddessen für das Dressing die Kichererbsen in einem Sieb abbrausen und abtropfen lassen. Den Knoblauch schälen und halbieren. Die Knoblauchhälften mit Kichererbsen, Öl, Zitronensaft, 2 EL Wasser und Kreuzkümmel im Blitzhacker oder in einem hohen Rührbecher mit dem Stabmixer pürieren. Den Joghurt mit einem Löffel unterrühren und das Dressing mit Salz und Pfeffer abschmecken.

- Bohnen in ein Sieb abgießen, kalt abschrecken und gut abtropfen lassen. Den Blattsalat-Mix in eine Schüssel geben und Bohnen, Möhre, Tomaten und Artischocken locker untermischen. Den Salat auf Tellern anrichten und mit dem Dressing beträufeln.

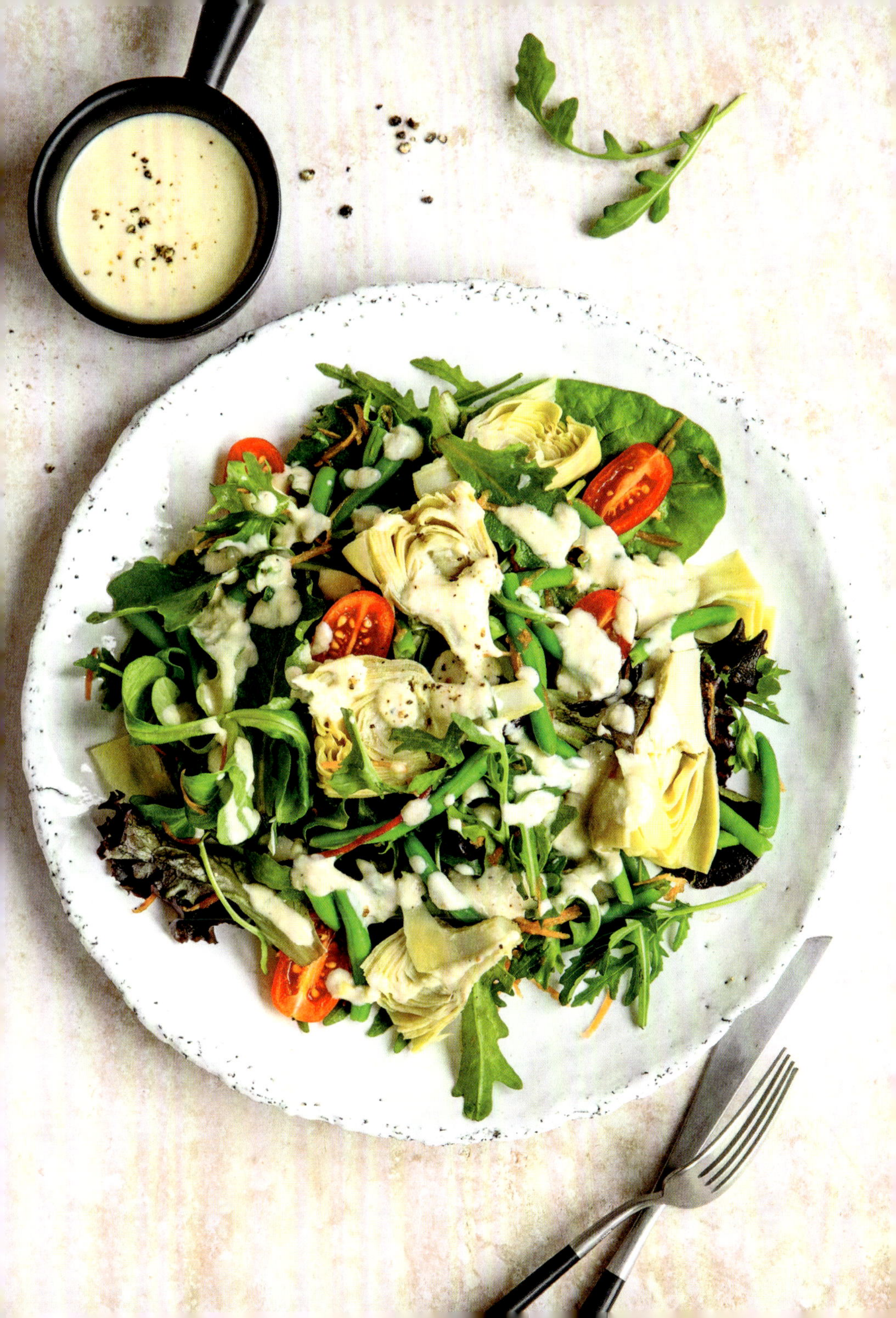

WRAPS MIT KICHERERBSENSALAT

Für 2 Personen | Zubereitung: 15 Minuten

1 Dose Kichererbsen
(ca. 260 g Abtropfgewicht)
30 g Sonnenblumenkerne
2 Frühlingszwiebeln
2 Stangen Staudensellerie
50 g Crème fraîche
½ TL Dijon-Senf
1 Spritzer Zitronensaft
¼ TL gemahlene Kurkuma
½ Bund gehackte Petersilie
Salz | Pfeffer aus der Mühle
2 Vollkorn-Tortillafladen (à ca. 60 g)
6 Salatblätter (z. B. Kopfsalat
oder Lollo rosso)

Pro Portion: ca. 495 kcal,
21 g EW, 18 g F, 60 g KH, 13 g BST

- Die Kichererbsen in einem Sieb abbrausen und gut abtropfen lassen. Die Sonnenblumenkerne in einer Pfanne ohne Fett rösten, herausnehmen und abkühlen lassen. Die Frühlingszwiebeln putzen, waschen und in dünne Ringe schneiden. Den Sellerie putzen, waschen, entfädeln und in dünne Scheiben schneiden.

- Die Kichererbsen in einer Schüssel mit einer Gabel zerdrücken. Crème fraîche, Senf, Zitronensaft und Kurkuma untermischen. Dann Sonnenblumenkerne, Frühlingszwiebeln, Sellerie und Petersilie hinzufügen und ebenfalls unterheben. Den Salat mit Salz und Pfeffer abschmecken.

- Die Tortillafladen nacheinander in einer beschichteten Pfanne ohne Fett unter Wenden nach Packungsanweisung kurz erwärmen, herausnehmen. Die Salatblätter waschen und trocken tupfen. Auf jeden Tortillafladen 3 Salatblätter legen und den Kichererbsensalat darauf verteilen, dabei rundum einen kleinen Rand frei lassen.

- Die seitlichen Ränder etwas einklappen und den Wrap von einer Seite aus kompakt aufrollen. Die Wraps diagonal halbieren und auf Tellern anrichten.

GESUNDHEITSTIPP

Staudensellerie unterstützt die Verdauung nicht nur mit Ballaststoffen, sondern auch mit Bitterstoffen und ätherischen Ölen, die Magen und Darm beruhigen. Dank reichlich Kalium wirkt die helle Staude außerdem entwässernd.

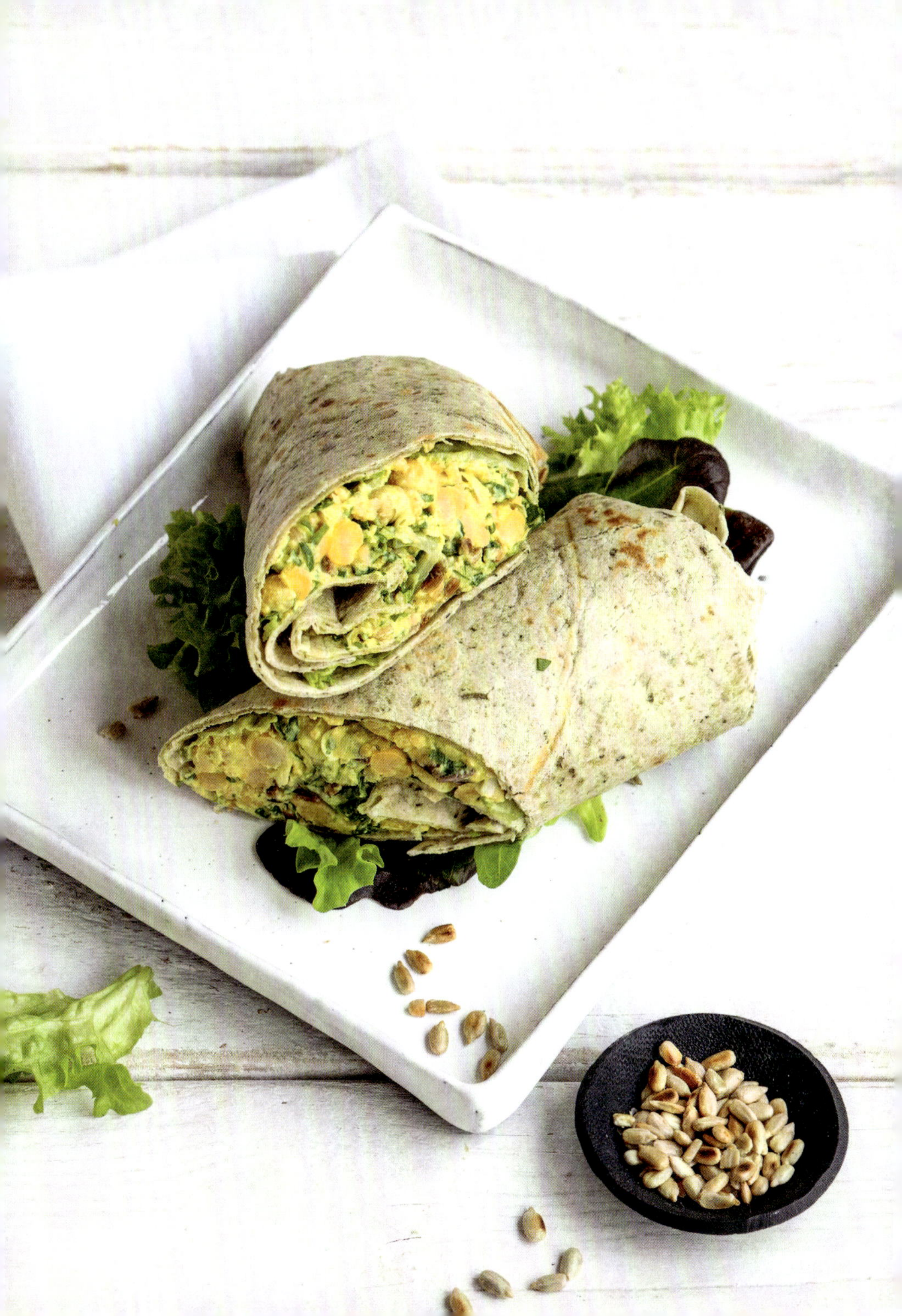

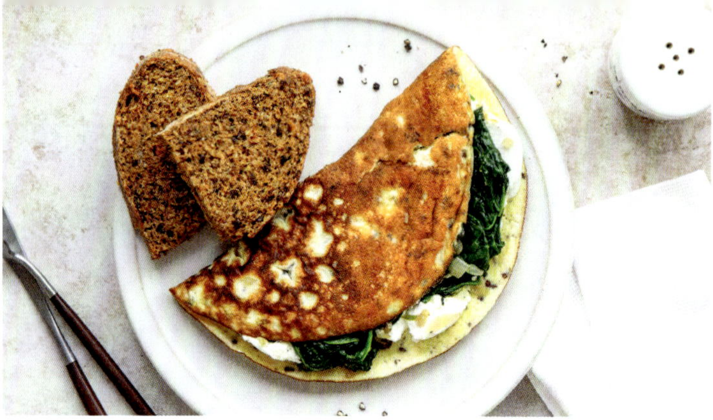

SPINAT-OMELETT MIT ZIEGENKÄSE

Für 2 Personen | Zubereitung: 25 Minuten

1 Zwiebel | 1 Knoblauchzehe
500 g junger Spinat
2 TL Rapsöl
Salz | Pfeffer aus der Mühle
frisch geriebene Muskatnuss
4 Eier (Größe M)
4 EL Milch (3,5 % Fett)
3 TL geschrotete Leinsamen
150 g Ziegenkäsetaler (à ca. 17 g)
2 Scheiben Möhren-Vollkornbrot
(à ca. 50 g; siehe Seite 52 oder ein
anderes Sauerteigbrot)

Pro Portion: ca. 535 kcal,
36 g EW, 31 g F, 26 g KH, 13 g BST

- Zwiebel und Knoblauch schälen und fein würfeln. Den Spinat verlesen, waschen, trocken schleudern und grob hacken. In einer großen beschichteten Pfanne (ca. 28 cm Durchmesser) 1 TL Öl erhitzen und Zwiebel und Knoblauch darin andünsten. Den Spinat nach und nach dazugeben und unter Wenden zusammenfallen lassen. Mit Salz, Pfeffer und Muskatnuss abschmecken und in eine Schüssel geben.

- Eier, Milch, Leinsamen, Salz und Pfeffer verquirlen. ½ TL Öl in der Pfanne erhitzen und die Hälfte der Eiermasse darin verteilen. Mit geschlossenem Deckel etwa 5 Minuten stocken lassen. Dann die Hälfte der Käsetaler auf dem Omelett verteilen und mit geschlossenem Deckel noch etwa 2 Minuten braten.

- Die Hälfte des Spinats auf das Omelett geben. Das Omelett zusammenklappen, aus der Pfanne nehmen und warm halten. Aus den übrigen Zutaten auf die gleiche Weise ein zweites Omelett backen. Mit dem Brot servieren, dazu nach Belieben im Toaster rösten.

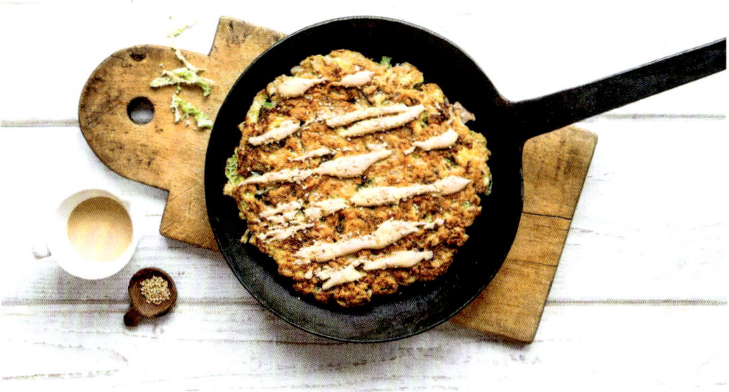

JAPANISCHER WIRSINGPFANNKUCHEN

Für 2 Personen | Zubereitung: 40 Minuten

1 EL helle Sesamsamen
3 Frühlingszwiebeln
200 g Champignons
300 g Wirsing
4 Eier (Größe M)
Salz | Pfeffer aus der Mühle
1–2 EL Mineralwasser (mit Kohlensäure)
100 g Dinkel-Vollkornmehl
2 EL Rapsöl
2 EL Crème fraîche
1 EL Milch (3,5 %Fett)
½ TL helle Misopaste (Shiro-Miso)

Pro Portion: ca. 585 kcal,
31 g EW, 33 g F, 40 g KH, 11 g BST

- Den Sesam in einer Pfanne ohne Fett (ca. 20 cm Durchmesser) anrösten, herausnehmen und abkühlen lassen. Die Frühlingszwiebeln putzen, waschen und in dünne Ringe schneiden. Pilze putzen, falls nötig, trocken abreiben und klein würfeln. Den Wirsing putzen, waschen, trocken tupfen und in Streifen vom harten Strunk schneiden.

- Eier, Salz, Pfeffer, Mineralwasser und Dinkelmehl zu einem dickflüssigen Teig verrühren und das vorbereitete Gemüse untermischen. In der Pfanne 1 EL Öl erhitzen, die Hälfte der Masse darin verteilen und etwa 4 Minuten backen. Den Pfannkuchen wenden und auf der anderen Seite ebenfalls etwa 4 Minuten backen. Herausnehmen und warm halten. Aus der restlichen Masse im restlichen Öl (1 EL) einen zweiten Pfannkuchen backen.

- Inzwischen die Crème fraîche mit Milch und Misopaste glatt rühren. Die Pfannkuchen auf Tellern anrichten, jeweils mit Sesam bestreuen und mit der Miso-Creme beträufeln.

SAUERKRAUT-QUESADILLAS

Für 2 Personen | Zubereitung: 40 Minuten

1 kleine rote Spitzpaprikaschote
2 Frühlingszwiebeln
½ Bund Petersilie
250 g frisches Sauerkraut
(aus Bioladen oder Reformhaus)
1 EL Rapsöl
Salz | Pfeffer aus der Mühle
1 TL edelsüßes Paprikapulver
2 EL Doppelrahmfrischkäse
½ Pck. kleine Vollkorn-Tortillafladen
(4 Stück, ca. 160 g, à ca. 20 cm Durchmesser)
100 g geriebener Emmentaler

Pro Portion: ca. 570 kcal,
27 g EW, 30 g F, 47 g KH, 14 g BST

- Die Paprika längs halbieren, putzen, waschen und in kleine Würfel schneiden. Die Frühlingszwiebeln putzen, waschen und in dünne Ringe schneiden. Die Petersilie waschen, trocken tupfen, die Blätter abzupfen und fein hacken. Das Sauerkraut in einem Sieb abtropfen lassen, dabei mit den Händen gut ausdrücken, damit es trockener wird.

- Das Öl in einer beschichteten Pfanne erhitzen und Paprika und Frühlingszwiebeln darin unter Wenden etwa 5 Minuten andünsten. Mit Salz, Pfeffer und Paprikapulver würzen. Das Sauerkraut dazugeben und untermischen, alles noch etwa 5 Minuten unter Wenden dünsten. Den Kraut-Mix in einer Schüssel etwas abkühlen lassen, dann den Frischkäse und die Petersilie untermischen. Alles nochmals kräftig abschmecken. Die Pfanne säubern.

- Den Kraut-Mix auf zwei Tortillafladen verteilen, mit je 50 g geriebenem Käse bestreuen und jeweils mit einem zweiten Tortillafladen bedecken. Eine Quesadilla in die Pfanne ohne Fett legen, mit einem großen Topf beschweren (nach Belieben einen Bogen Backpapier dazwischenlegen) und bei mittlerer Hitze in 3 bis 4 Minuten goldbraun backen.

- Die Quesadilla vorsichtig wenden, erneut beschweren und weitere 2 bis 3 Minuten backen. Herausnehmen und warm halten. Die zweite Quesadilla ebenso backen.

- Die Quesadillas in Viertel schneiden und auf Tellern anrichten, wer möchte, bettet sie auf einen grünen Salat. Nach Belieben eine Chilisauce zum Dippen dazu servieren.

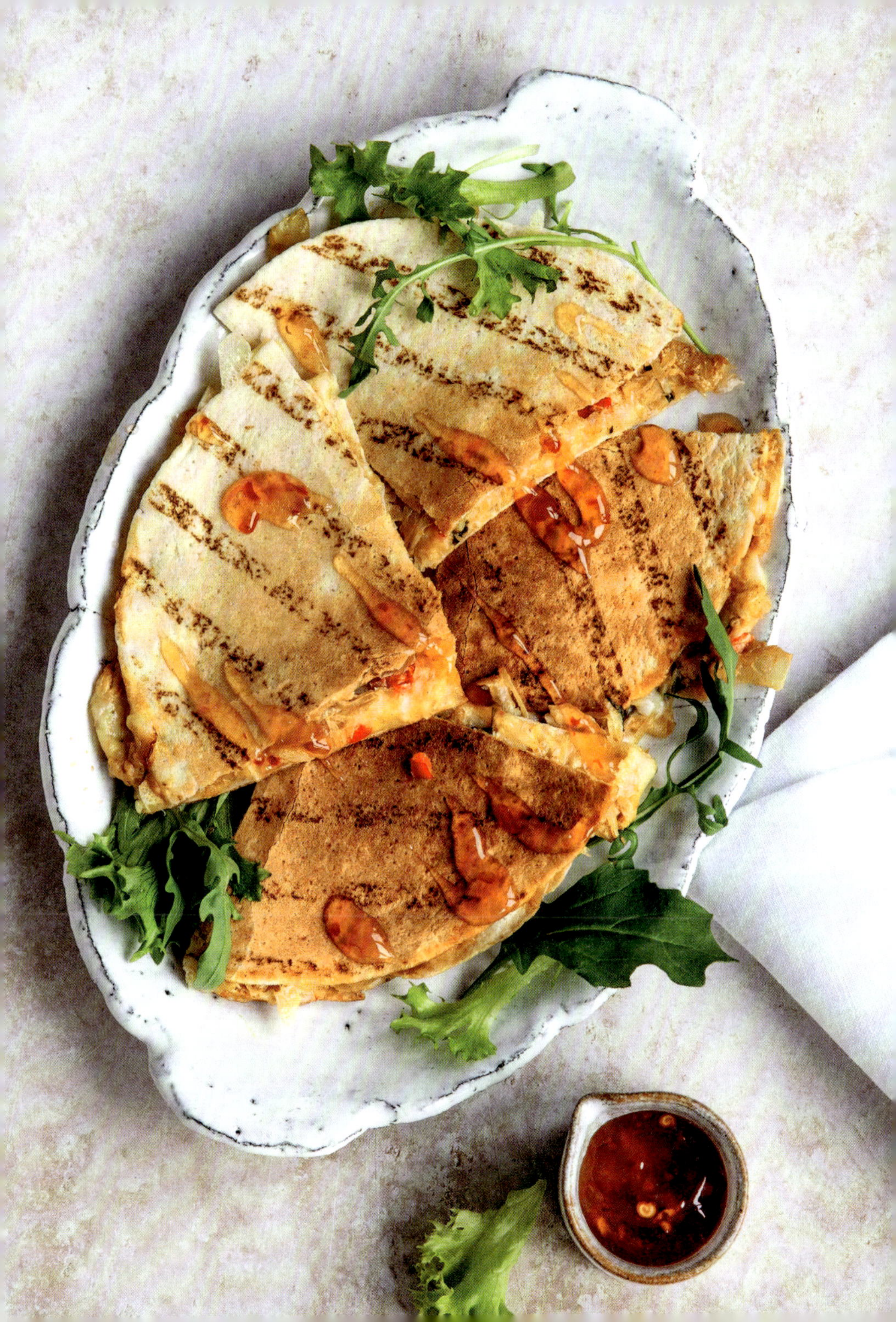

ROTE-BETE-PÄCKCHEN

Für 2 Personen | Zubereitung: 20 Minuten | Backen: 1 Stunde

8 kleine Rote Beten (à 80–100 g)
1 Knoblauchzehe
5 Zweige Thymian
2 EL Olivenöl
2 Msp. gemahlener Piment
¼ TL gemahlener Kreuzkümmel
Salz | Pfeffer aus der Mühle
20 g Haselnusskerne
100 g Feta (Schafskäse)
½ Vollkornbaguette

Pro Portion: ca. 520 kcal,
20 g EW, 28 g F, 47 g KH, 11 g BST

- Backofen auf 200 °C (180 °C Umluft) vorheizen. Die Roten Beten putzen und schälen (Achtung, sie färben stark ab!). Je 4 Knollen auf einen Bogen Backpapier setzen.

- Den Knoblauch schälen und in feine Würfel schneiden. Thymian waschen, trocknen und die Blätter abzupfen. Das Öl mit Knoblauch, Thymian, Piment, Kreuzkümmel, Salz und Pfeffer verrühren und über die Roten Beten träufeln.

- Das Papier jeweils über den 4 Rote-Bete-Knollen zusammennehmen und mit Küchengarn festbinden. Die Päckchen auf ein Backblech setzen und die Roten Beten im Ofen auf der mittleren Schiene etwa 1 Stunde backen.

- Inzwischen die Haselnüsse in einer Pfanne ohne Fett rösten, bis sie duften. Herausnehmen und etwas abkühlen lassen, danach grob hacken.

- Die Rote-Bete-Päckchen aus dem Ofen nehmen, auf Teller setzen und öffnen (Vorsicht, heißer Dampf entweicht!). Die Haselnüsse über die Roten Beten streuen und den Feta grob darüberbröckeln. Das Baguette dazu reichen.

GESUNDHEITSTIPP

Wie andere Wurzelgemüsesorten auch ist Rote Bete ein guter Lieferant für lösliche und unlösliche Ballaststoffe. Interessant für Sportler: Die Knollen enthalten viel Nitrat, das im Körper zu Stickstoffmonoxid umgewandelt wird. Das verbessert die Durchblutung und die Sauerstoffversorgung, was die sportliche Leistung fördern kann.

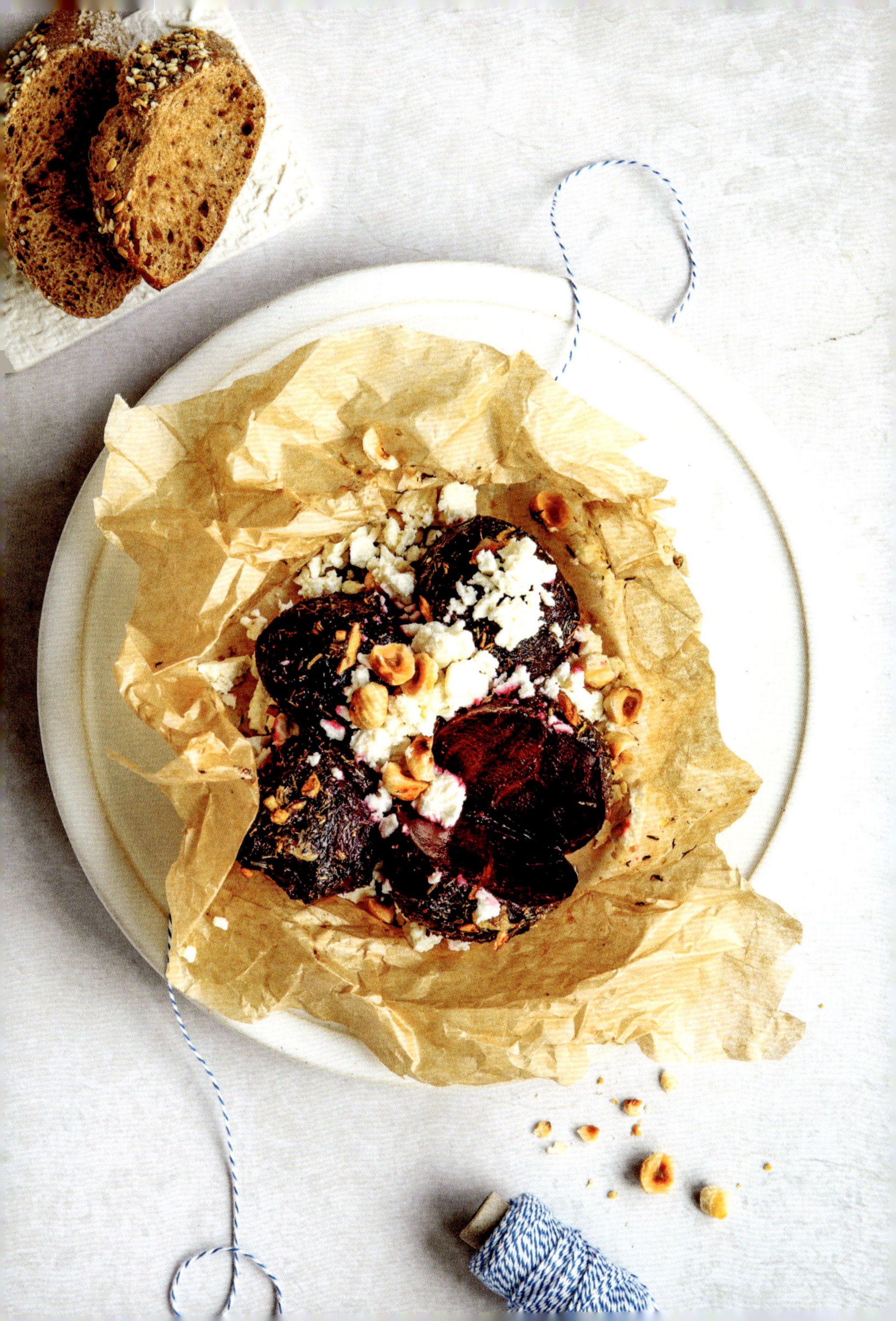

TOPINAMBUR-WAFFELN MIT DIP

EXTRA BALLASTSTOFFREICH

Für 2 Personen | Zubereitung: 50 Minuten

2 Frühlingszwiebeln
5 Stiele Petersilie
25 g Walnusskerne
1 kg Topinambur (geschält ca. 500 g)
1 mehligkochende Kartoffel
2 Eier (Größe M) | Salz
1 Msp. frisch geriebene Muskatnuss
100 g Dinkel-Vollkornmehl
Öl für das Waffeleisen
200 g Magerquark
1 TL Walnussöl
½ Bund Schnittlauch
Pfeffer aus der Mühle

Pro Portion: ca. 590 kcal,
39 g EW, 22 g F, 59 g KH, 44 g BST

- Die Frühlingszwiebeln putzen, waschen und in dünne Ringe schneiden. Die Petersilie waschen, trocken tupfen, die Blätter abzupfen und fein hacken. Die Nüsse in einer Pfanne ohne Fett rösten, herausnehmen und abkühlen lassen, dann grob hacken. Topinambur und Kartoffel schälen, waschen und auf der Gemüsereibe grob raspeln.

- Die Eier mit 1 TL Salz und Muskatnuss in einer Rührschüssel verquirlen. Das Mehl dazugeben und unterrühren. Die Topinambur-Kartoffel-Raspel hinzufügen und gut untermischen. Zuletzt Frühlingszwiebeln, Petersilie und Nüsse unter den Teig heben.

- Das Waffeleisen vorheizen und die Backflächen dünn mit Öl einfetten. Pro Waffel etwa 1 gehäuften EL Teig mittig auf die untere Backfläche geben und das Waffeleisen schließen. Die Waffel 5 bis 6 Minuten goldbraun und knusprig backen. Herausnehmen und warm halten, mit dem übrigen Teig genauso verfahren und noch 5 Waffeln backen.

- Inzwischen für den Dip den Quark mit dem Walnussöl glatt rühren. Den Schnittlauch waschen, trocken tupfen, in feine Röllchen schneiden und unterheben. Den Quark mit Salz und Pfeffer abschmecken. Die Waffeln mit dem Dip auf Tellern anrichten.

GESUNDHEITSTIPP

Sie waren etwas nachlässig und haben Nachholbedarf? Dann liegen Sie mit diesem sättigendem Ballaststoff-Booster genau richtig, denn mit nur einer Portion decken Sie schon Ihren gesamten Tagesbedarf!

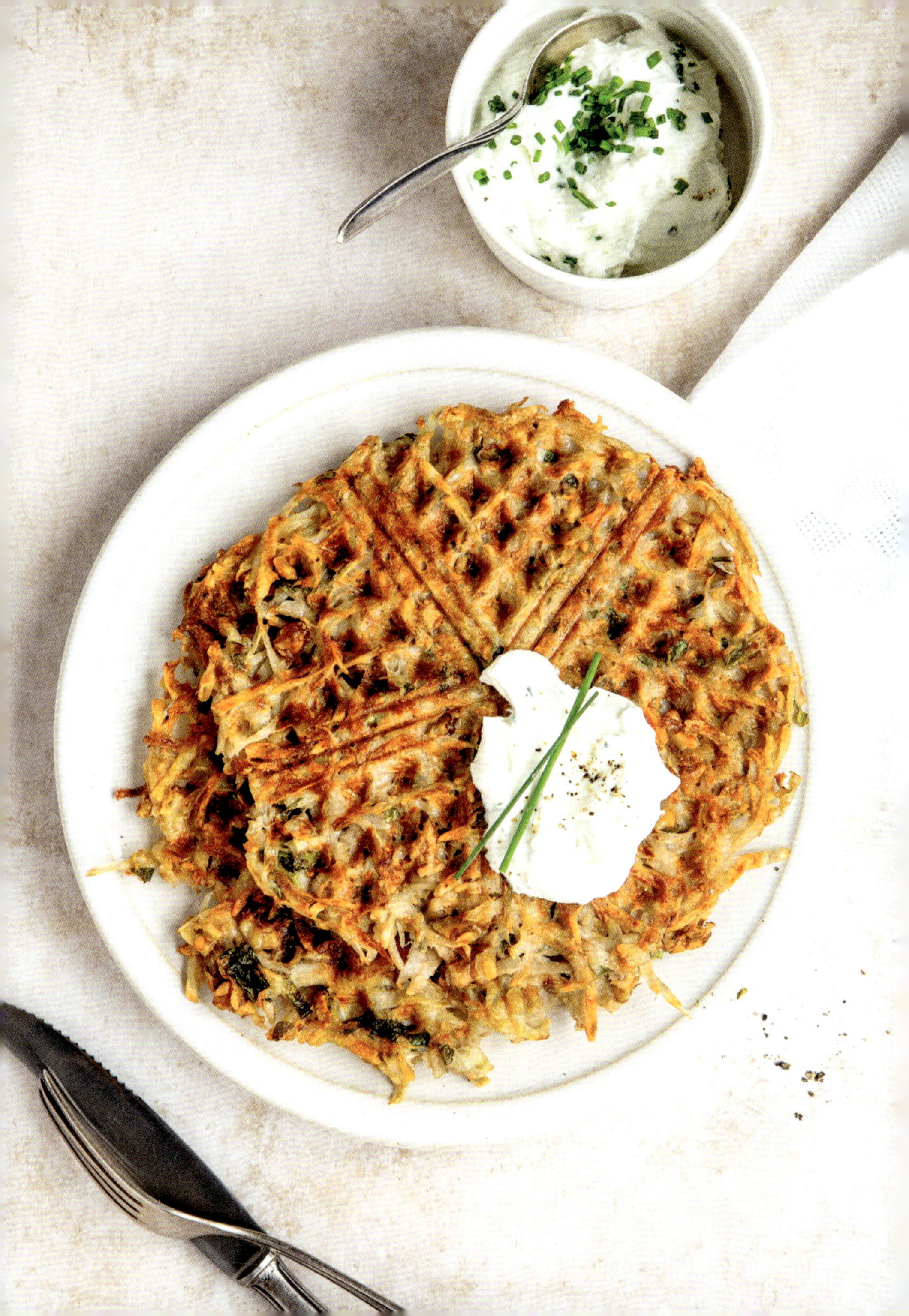

ZUCCHINIMUFFINS MIT QUARKDIP

Für 12 Stück | Zubereitung: 20 Minuten | Backen: 30 Minuten

12 Muffinpapierbackförmchen
300 g Zucchini (je nach Saison auch geraspelte Möhren, Staudensellerie oder Blattspinat)
150 g Haferflocken
25 g Leinsamen
25 g Flohsamenschalen
½ Päckchen Weinsteinbackpulver
Salz | 1 EL Currypulver
2 Eier (Größe M)
175 ml Gemüsebrühe
80 ml Rapsöl
3 Stiele Petersilie
200 g Magerquark
Pfeffer aus der Mühle

Pro Portion (3 Muffins mit Quarkdip):
ca. 455 kcal, 19 g EW, 29 g F, 28 g KH,
12 g BST

- Den Backofen auf 175 °C (150 °C Umluft) vorheizen. Die Mulden der Muffinform mit den Papierbackförmchen auslegen.

- Die Zucchini putzen, waschen und auf der Gemüsereibe grob raspeln. Die Raspel auf ein sauberes Küchentuch geben und das Tuch oben zusammennehmen. Die Raspel sehr gut ausdrücken, damit sie trockener werden.

- Die Haferflocken mit den Lein- und Flohsamen im Blitzhacker zu feinem Mehl mahlen. Mit Backpulver, 1 TL Salz und Curry mischen.

- In einer Rührschüssel die Eier mit Brühe und Öl verquirlen. Den Hafer-Mix dazugeben und kurz unterrühren, sodass die Zutaten gerade eben verbunden sind. Die Zucchiniraspel locker unterheben und die Masse gleichmäßig in die Mulden der Backform füllen. Die Muffins im Ofen auf der mittleren Schiene etwa 30 Minuten backen.

- Inzwischen die Petersilie waschen, trocken tupfen, die Blätter abzupfen und fein hacken. Mit dem Quark verrühren, den Dip mit Salz und Pfeffer abschmecken. Die Muffins aus dem Ofen nehmen, kurz abkühlen lassen und aus der Form lösen. Pro Person 3 Muffins mit dem Dip servieren.

- Die restlichen Muffins in einer Vorratsdose aufbewahren (etwa 3 Tage) oder einfrieren (dann halten sie sich 3 Monate) und bei Zimmertemperatur auftauen lassen. Auch der Quark lässt sich gut vorbereiten und bleibt im Kühlschrank mindestens 3 Tage frisch.

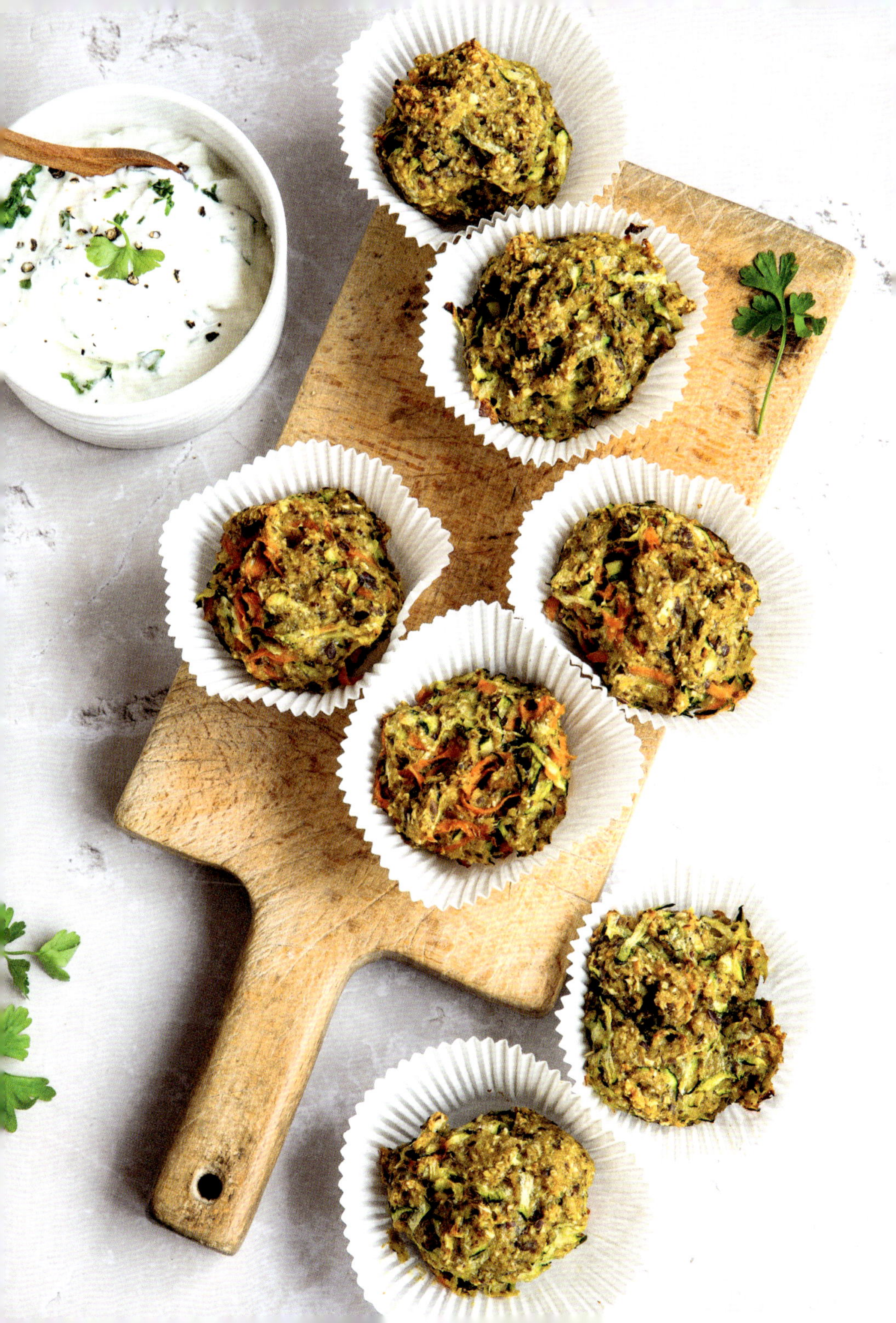

EXTRA BALLASTSTOFFREICH

BUNTER QUINOASALAT

Für 2 Personen | Zubereitung: 30 Minuten

100 g weiße Quinoa | Salz
½ Bund glatte Petersilie
5 Stiele Minze
2 Frühlingszwiebeln
120 g Beeren
(z. B. Blau- und Himbeeren)
50 g Rucola
100 g tiefgekühlte Edamame
1 Dose Kichererbsen
(ca. 240 g Abtropfgewicht)
2 EL Joghurt (3,5 % Fett)
1 EL Olivenöl | 1 EL Zitronensaft
1 kleine Knoblauchzehe
Pfeffer aus der Mühle
1 Msp. gemahlener Kreuzkümmel
je 1 TL Sonnenblumen- und Kürbiskerne
80 g Feta (Schafskäse)

Pro Portion: ca. 640 kcal,
33 g EW, 25 g F, 67 g KH, 20 g BST

● Die Quinoa in einem feinen Sieb lauwarm abbrausen und in einem Topf mit ¼ l Salzwasser einmal aufkochen. Dann mit geschlossenem Deckel bei schwacher Hitze noch etwa 15 Minuten köcheln lassen.

● In der Zwischenzeit die Kräuter waschen, trocken tupfen, die Blätter abzupfen und fein hacken. Die Frühlingszwiebeln putzen, waschen und in dünne Ringe schneiden. Beeren verlesen, waschen und trocken tupfen. Rucola verlesen, waschen und trocken schleudern, grobe Stiele entfernen. Edamame in einer Schüssel mit kochendem Wasser übergießen und etwa 5 Minuten ziehen lassen. Anschließend in ein Sieb abgießen und abtropfen lassen.

● Die Kichererbsen in einem Sieb abbrausen und gut abtropfen lassen. Für das Dressing 50 g Kichererbsen mit Joghurt, Öl, Zitronensaft und 1 EL Wasser im Blitzhacker cremig mixen. Den Knoblauch schälen, sehr fein würfeln und ebenfalls unter das Dressing rühren. Alles mit Salz, Pfeffer und Kreuzkümmel abschmecken.

● Die Kerne in einer Pfanne ohne Fett rösten und herausnehmen.

● Die übrigen Kichererbsen (ca. 190 g) mit Kräutern und Frühlingszwiebeln unter die gegarte Quinoa mischen und alles auf Tellern anrichten. Mit Beeren, Rucola und Edamame garnieren und den Feta darüberbröckeln. Mit den Kernen bestreuen und das Dressing separat dazu reichen.

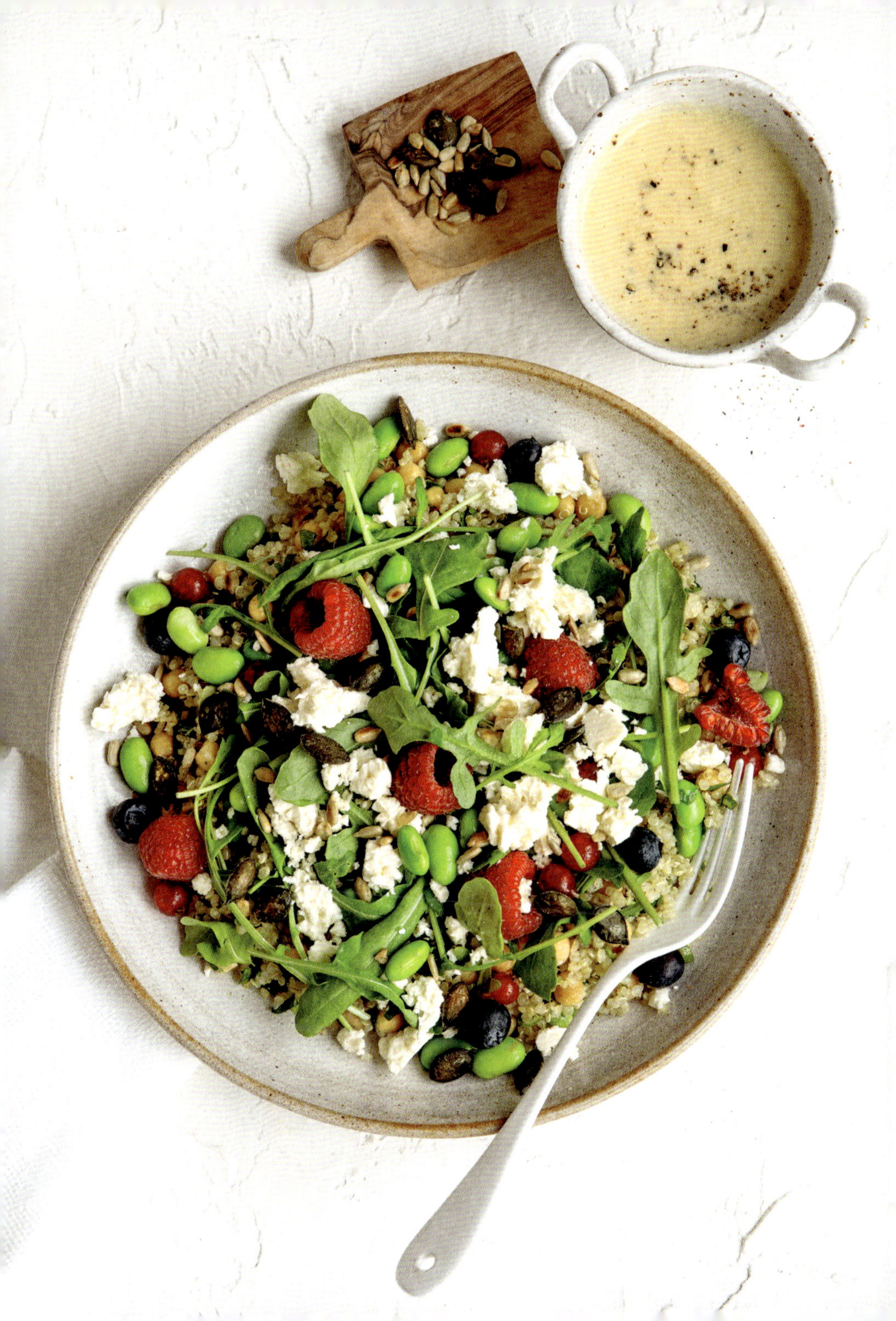

SÜSSKARTOFFEL-FALAFELN MIT SALAT

Für 2 Personen | Zubereitung: 45 Minuten | Backen: 35 Minuten

250 g Süßkartoffeln | Salz
½ Dose Kichererbsen
(ca. 120 g Abtropfgewicht)
1 kleine Zwiebel
1 Knoblauchzehe
Olivenöl zum Arbeiten + 1 EL
1 geh. EL Dinkel-Vollkornmehl
1 Msp. Weinsteinbackpulver
ca. ¾ TL gemahlener Kreuzkümmel
½ TL gemahlene Kurkuma
1 Lollo rosso
60 g Tahin (Sesampaste)
1 EL geschälte Hanfsamen
25 ml Zitronensaft
Pfeffer aus der Mühle
2–3 Tropfen Ahornsirup
1 EL gehackte Petersilie

Pro Portion: ca. 570 kcal,
16 g EW, 30 g F, 58 g KH, 11 g BST

- Die Süßkartoffeln schälen, waschen und in grobe Stücke schneiden. In einem Topf knapp mit Salzwasser bedecken und mit geschlossenem Deckel etwa 20 Minuten garen.

- Währenddessen die Kichererbsen in einem Sieb abbrausen und gut abtropfen lassen. Die Zwiebel und den Knoblauch schälen und fein würfeln.

- Den Backofen auf 200 °C (180 °C Umluft) vorheizen. Ein Backblech mit Backpapier belegen und das Papier dünn mit Öl bestreichen. Süßkartoffeln abgießen, ausdampfen und etwas abkühlen lassen. Dann mit Kichererbsen, Zwiebel, Knoblauch, Mehl, Backpulver, ½ TL Kreuzkümmel, Kurkuma und 1 leicht gehäuften TL Salz im Mixer zu einer glatten Masse verarbeiten.

- Aus der Masse mit angefeuchteten Händen 8 bis 10 tischtennisballgroße Bällchen formen und nebeneinander auf das Blech legen. Die Falafeln mit Öl rundum bestreichen und im Ofen auf der mittleren Schiene etwa 35 Minuten backen, dabei nach 15 Minuten wenden.

- Inzwischen vom Salat die äußeren Blätter entfernen. Den Salat in die einzelnen Blätter teilen, waschen, trocken schleudern und mundgerecht zupfen. Tahin mit Hanfsamen, 30 ml lauwarmem Wasser, Zitronensaft, 1 EL Olivenöl und dem übrigen Kreuzkümmel (¼ TL) im Mixer fein pürieren. Mit Salz, Pfeffer und Ahornsirup würzen, die Petersilie untermischen. Die Falafeln aus dem Ofen nehmen und mit dem Salat auf Tellern anrichten, mit dem Dressing garnieren.

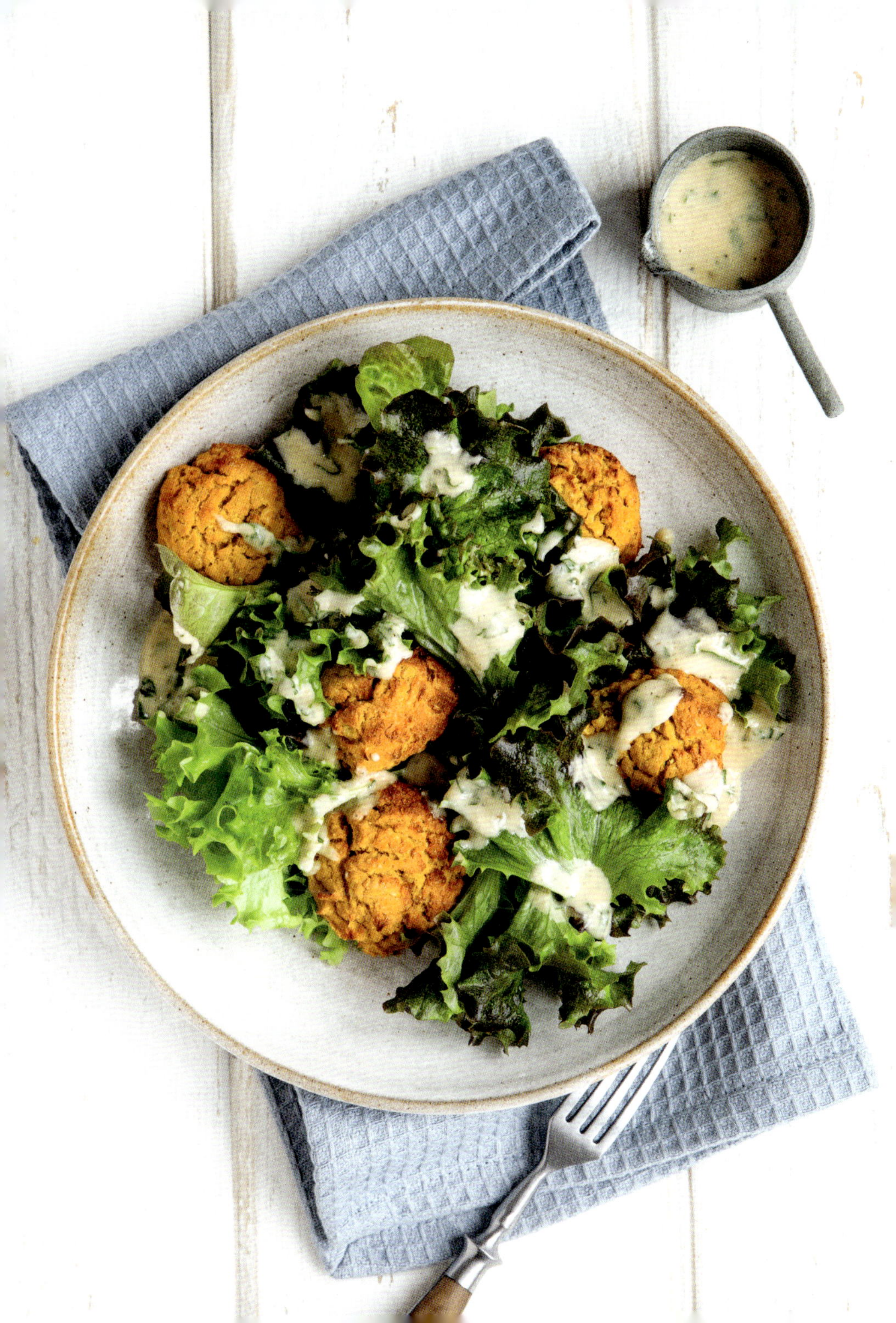

GRÜNER DINKELSOTTO MIT PILZEN

Für 2 Personen | Zubereitung: 25 Minuten

200 g Blattspinat
1 kleine Zwiebel
2 EL Olivenöl
200 g Schnellkoch-Dinkel
Salz
400 g Pilze (z. B. Champignons, Austernpilze oder Pfifferlinge)
1 Knoblauchzehe
Pfeffer aus der Mühle
2 EL Walnusskerne
30 g Ziegenfrischkäse
25 g geriebener Parmesan
frisch geriebene Muskatnuss

Pro Portion: ca. 615 kcal,
32 g EW, 25 g F, 64 g KH, 17 g BST

● Den Spinat verlesen, waschen und grob hacken, dabei grobe Stiele entfernen. Dann mit 100 ml Wasser in einer Pfanne ohne Fett mit geschlossenem Deckel 1 bis 2 Minuten zusammenfallen lassen. Samt Sud in einem hohen Rührbecher mit dem Stabmixer pürieren. Das Püree mit 300 ml Wasser auffüllen.

● Die Zwiebel schälen, fein würfeln und in einem Topf in 1 EL Öl andünsten. Den Dinkel dazugeben und unter Wenden kurz andünsten. 100 ml Wasser dazugießen und alles bei mittlerer Hitze unter gelegentlichem Rühren einkochen. Sobald das Wasser fast vollständig eingekocht ist, das Spinatpüree dazugießen und alles mit Salz würzen. Den Dinkelsotto offen bei schwacher Hitze etwa 15 Minuten köcheln lassen, dabei öfter umrühren.

● In der Zwischenzeit die Pilze putzen, falls nötig, trocken abreiben und klein schneiden. Knoblauch schälen und fein würfeln. Die Pilze in einer beschichteten Pfanne im restlichen Öl (1 EL) bei starker Hitze unter Wenden etwa 5 Minuten anbraten. Nach etwa 3 Minuten Garzeit den Knoblauch dazugeben und mitbraten. Mit Salz und Pfeffer würzen.

● Die Walnüsse in einer Pfanne ohne Fett rösten, herausnehmen, etwas abkühlen lassen und grob hacken. Frischkäse und 1 EL Parmesan unter den Dinkelsotto rühren, alles mit Salz, Pfeffer und Muskat würzen. Den Dinkelsotto in tiefen Tellern anrichten und die Pilze darauf verteilen, mit den Nüssen und dem restlichen Parmesan bestreuen.

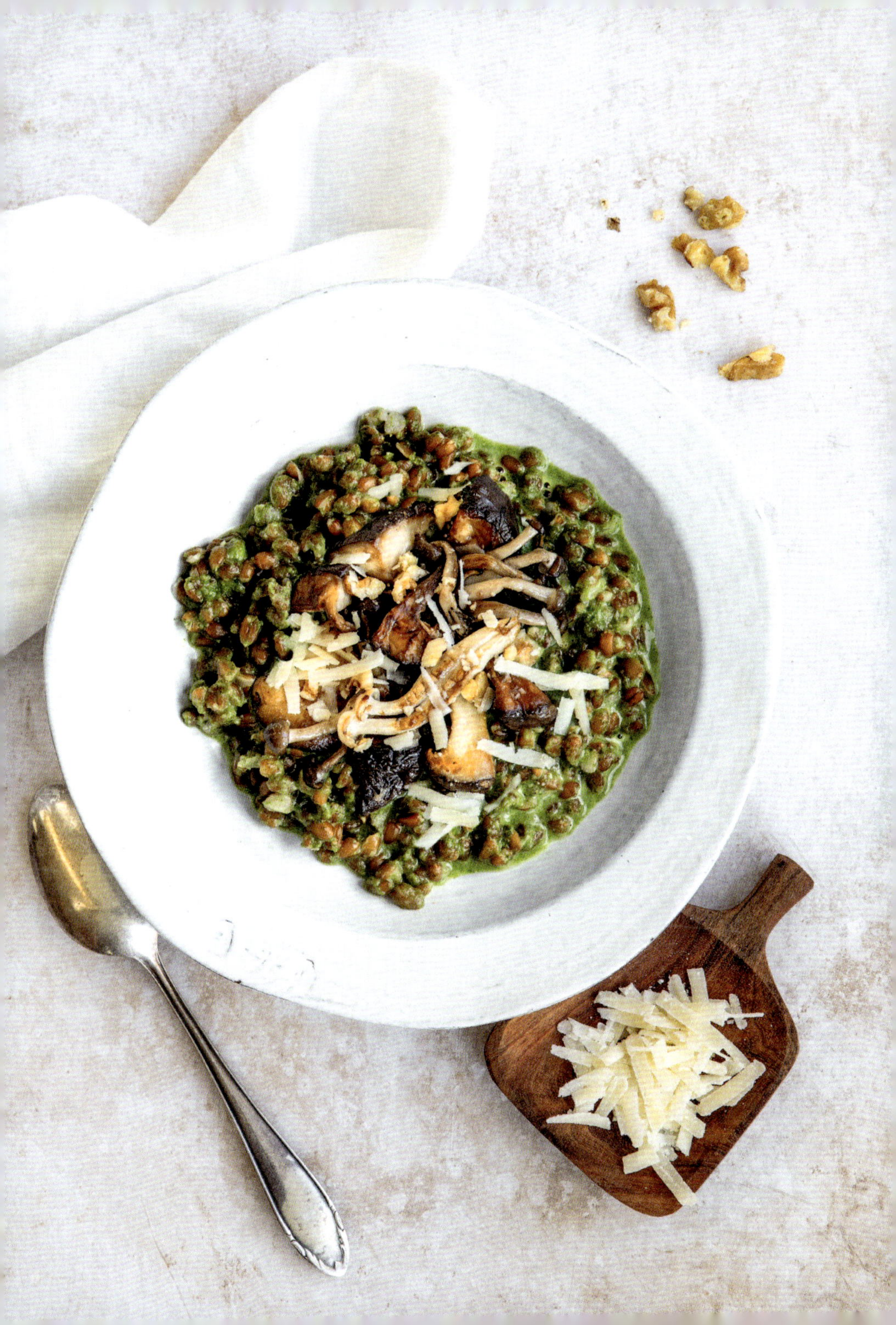

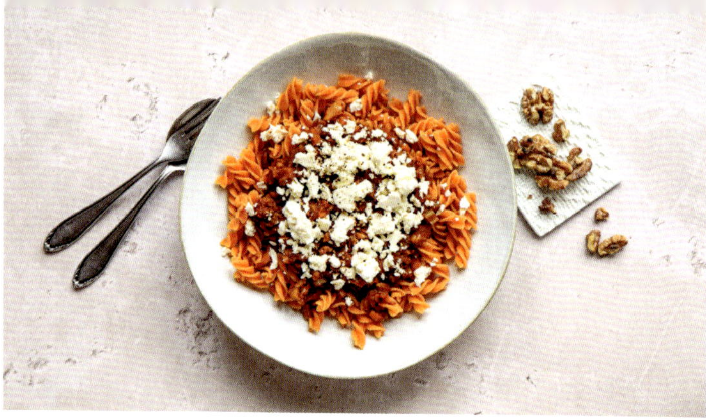

LINSENNUDELN MIT NUSS-BOLOGNESE

Für 2 Personen | Zubereitung: 25 Minuten

50 g Walnusskerne
1 kleine Zwiebel | 1 Knoblauchzehe
1 Möhre | 1 Stange Staudensellerie
1 EL Olivenöl | 1 TL Tomatenmark
½ TL getr. Oregano
200 g passierte Tomaten
(aus Glas oder Dose)
Salz | Pfeffer aus der Mühle
150 g Linsen-Spirelli
(aus 100 % Hülsenfruchtmehl)
75 g Feta (Schafskäse)

Pro Portion: ca. 620 kcal,
30 g EW, 31 g F, 52 g KH, 9 g BST

- Die Nüsse in einer Pfanne ohne Fett rösten. Herausnehmen, kurz abkühlen lassen und grob hacken. Zwiebel und Knoblauch schälen und separat fein würfeln. Möhre putzen, schälen und klein würfeln. Sellerie putzen, waschen, entfädeln und ebenfalls klein würfeln.

- Die Zwiebel in einer großen Pfanne im Öl andünsten. Möhre und Sellerie dazugeben und etwa 3 Minuten mitdünsten. Knoblauch, Tomatenmark und Oregano einrühren, kurz anbraten. Die passierten Tomaten und 100 ml Wasser unterrühren, mit Salz und Pfeffer würzen. Alles kurz aufkochen, dann offen noch etwa 10 Minuten köcheln lassen.

- Die Nudeln in reichlich kochendem Salzwasser nach Packungsanweisung bissfest garen (Achtung, Nudeln aus Hülsenfrüchten garen schnell weich!).

- Die Nüsse zur Bolognese geben und darin kurz erhitzen, alles nochmals mit Salz und Pfeffer abschmecken. Die Nudeln in ein Sieb abgießen und kurz abtropfen lassen. Dann mit der Bolognese locker mischen und in tiefen Tellern anrichten. Den Feta darüberbröckeln.

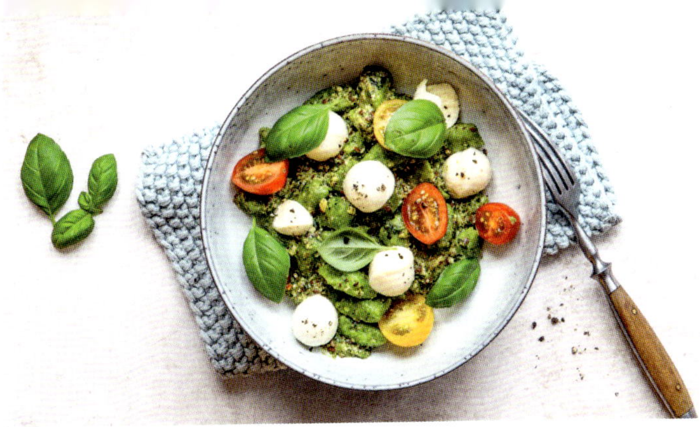

ERBSENNUDELN MIT PESTO

EXTRA BALLASTSTOFFREICH

Für 2 Personen | Zubereitung: 25 Minuten

1 Bund Basilikum | 20 g Pinienkerne
10 g geschrotete Leinsamen
abgeriebene Schale und 1–2 EL Saft von ½ Bio-Zitrone
30 ml Olivenöl | 2 EL Gemüsebrühe
Salz | Pfeffer aus der Mühle
250 g bunte Cocktailtomaten (rot, gelb)
1 Pck. Mini-Mozzarellakugeln (125 g)
250 g tiefgekühlte Erbsen
120 g Dinkel-Vollkornmehl
Mehl zum Arbeiten

Pro Portion: ca. 735 kcal,
33 g EW, 39 g F, 61 g KH, 16 g BST

- Für das Pesto Basilikum waschen, trocken tupfen und die Blätter abzupfen. Einige Blätter zum Garnieren beiseitelegen, Rest mit Pinienkernen, Leinsamen, Zitronensaft, Öl und Brühe im Blitzhacker verarbeiten. Mit Salz, Pfeffer und Zitronenschale würzen.

- Die Tomaten waschen und halbieren. Den Mozzarella abtropfen lassen.

- Für die Nudeln die tiefgekühlten Erbsen mit Mehl und ¼ TL Salz in einem leistungsstarken Mixer zu einem glatten Teig verarbeiten. Den Teig auf die leicht bemehlte Arbeitsfläche stürzen und halbieren. Jede Teighälfte zu einer 1 bis 1,5 cm dicken Rolle formen und diese in etwa 5 mm dicke, gnocchiähnliche Stücke schneiden.

- Die Erbsennudeln in einem großen Topf in reichlich kochendem Salzwasser 3 bis 4 Minuten garen, bis sie an die Oberfläche steigen. Mit einem Schaumlöffel herausheben, abtropfen lassen und mit dem Pesto mischen. Die Pasta mit Tomaten und Mozzarella in tiefen Teller anrichten und mit dem beiseitegelegten Basilikum garnieren.

RATATOUILLE MIT PESTO-TOFU

Für 2 Personen | Zubereitung: 40 Minuten | Garen: 25 Minuten

400 g Tofu natur
1 Zwiebel | 1 Knoblauchzehe
1 kleine Zucchini
1 rote Spitzpaprikaschote
1 kleine Aubergine
1 Fenchelknolle
4 TL Olivenöl
250 g stückige Tomaten (aus Glas oder Dose)
Salz | Pfeffer aus der Mühle
30 g (veganes) grünes Pesto (aus dem Glas)

Pro Portion: ca. 600 kcal,
42 g EW, 37 g F, 24 g KH, 14 g BST

● Backofen auf 225 °C (200 °C Umluft) vorheizen und ein Backblech mit Backpapier belegen. Den Tofu in zwei Lagen Küchenpapier wickeln, in einen tiefen Teller legen und mit einem großen Topf beschweren, sodass möglichst viel Flüssigkeit herausgedrückt wird.

● Inzwischen Zwiebel und Knoblauch schälen und fein würfeln. Die Zucchini putzen, waschen, längs vierteln und in etwa 1 cm dicke Scheiben schneiden. Die Paprika längs halbieren, putzen, waschen und in etwa 1 cm große Würfel schneiden. Die Aubergine putzen, waschen und etwa 1 cm groß würfeln. Den Fenchel putzen, waschen, halbieren und ebenfalls grob würfeln.

● In einem Topf 3 TL Öl erhitzen und Zwiebel und Knoblauch darin andünsten. Das restliche Gemüse dazugeben und unter Rühren 2 bis 3 Minuten anbraten. Die stückigen Tomaten hinzufügen, alles mit Salz und Pfeffer würzen. Das Ratatouille einmal kurz aufkochen, dann offen bei schwacher Hitze noch etwa 25 Minuten köcheln lassen.

● Währenddessen den Tofu in etwa ½ cm breite Scheiben schneiden. Das Pesto mit dem übrigen Öl (1 TL) und ½ TL Salz verrühren. Die Tofuscheiben auf jeder Seite dünn mit dem Pesto-Mix bestreichen und nebeneinander auf das Blech setzen. Den Pesto-Tofu im Ofen auf der mittleren Schiene etwa 15 Minuten backen. Danach das Blech herausnehmen, den Tofu wenden und weitere 10 Minuten backen, bis er außen knusprig ist.

● Den Pesto-Tofu aus dem Ofen nehmen. Das Ratatouille salzen, pfeffern und mit dem Tofu auf Tellern anrichten. Nach Belieben mit Basilikum garnieren.

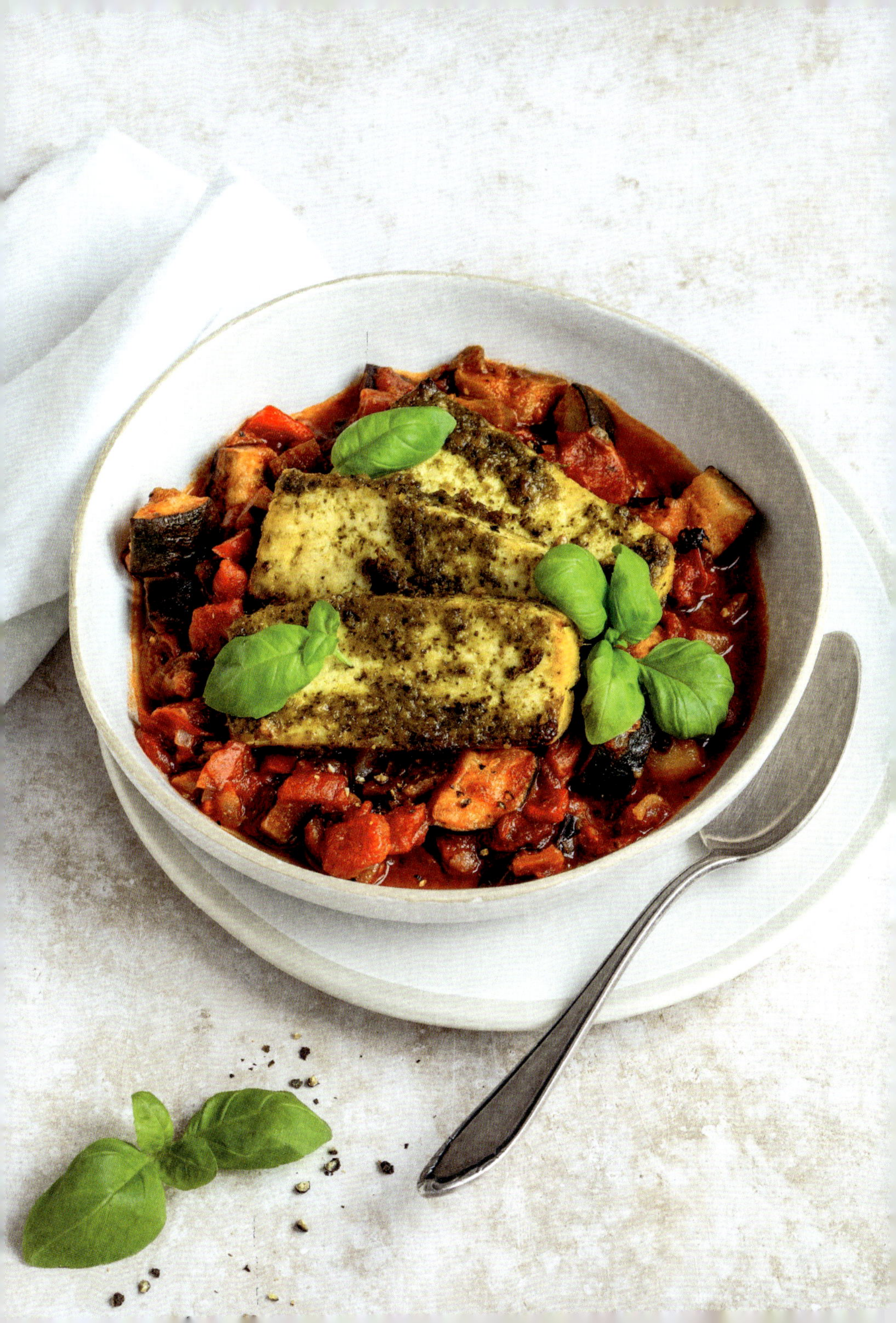

EXTRA BALLASTSTOFFREICH

SELLERIE-CORDON-BLEU

Für 2 Personen | Zubereitung: 40 Minuten

1 Knollensellerie (ca. 1 kg)
2 EL Zitronensaft
Salz | Pfeffer aus der Mühle
400 g mehligkochende Kartoffeln
2 Scheiben Ziegengouda (à ca. 20 g)
4 getr. Soft-Tomaten
1 EL Vollkorn-Dinkelmehl
5 EL Vollkorn-Semmelbrösel
1 Ei (Größe M)
Rapsöl zum Ausbacken
1 Frühlingszwiebel
100 ml Milch (3,5% Fett)
frisch geriebene Muskatnuss
1 EL Tahin (Sesampaste)
2 EL gehackte Petersilie

Pro Portion: ca. 660 kcal,
28 g EW, 27 g F, 74 g KH, 27 g BST

- Den Sellerie schälen, waschen und halbieren. Von jeder Hälfte von der Schnittfläche aus 4 Scheiben (à ca. 1 cm Breite) abschneiden. Die Selleriescheiben mit dem Zitronensaft beträufeln und mit Salz und Pfeffer würzen. Den restlichen Sellerie grob würfeln. Die Kartoffeln schälen, waschen und grob würfeln, dann mit den Selleriewürfeln in einem Topf mit Salzwasser mit geschlossenem Deckel etwa 20 Minuten köcheln lassen.

- Die Käsescheiben quer halbieren. Die getrockneten Tomaten in schmale Streifen schneiden. 4 Selleriescheiben mit je 1 Käsescheibe und einem Viertel der Tomatenstreifen belegen, dann eine zweite Selleriescheibe auflegen.

- Zum Panieren Mehl und Semmelbrösel jeweils in tiefe Teller geben. Das Ei in einem tiefen Teller mit Salz und Pfeffer verquirlen. Die Sellerie-Cordon-bleu erst im Mehl wenden, dann durch das verquirlte Ei ziehen und zuletzt in den Semmelbröseln wenden. In einer großen Pfanne etwa 1 cm hoch Öl erhitzen und die Sellerie-Cordon-bleu darin bei mittlerer Hitze auf jeder Seite 6 bis 7 Minuten goldbraun braten.

- Frühlingszwiebel putzen, waschen und in dünne Ringe schneiden. Sellerie und Kartoffel abgießen und ausdampfen lassen. Die Milch erhitzen und mit Salz und Muskat würzen. Mit dem Tahin zu Sellerie und Kartoffeln geben. Alles mit dem Kartoffelstampfer zu Püree zerdrücken. Die Cordon bleu aus der Pfanne nehmen, auf Küchenpapier abtropfen lassen und mit dem Püree auf Tellern anrichten. Mit Frühlingszwiebelringen und Petersilie bestreuen.

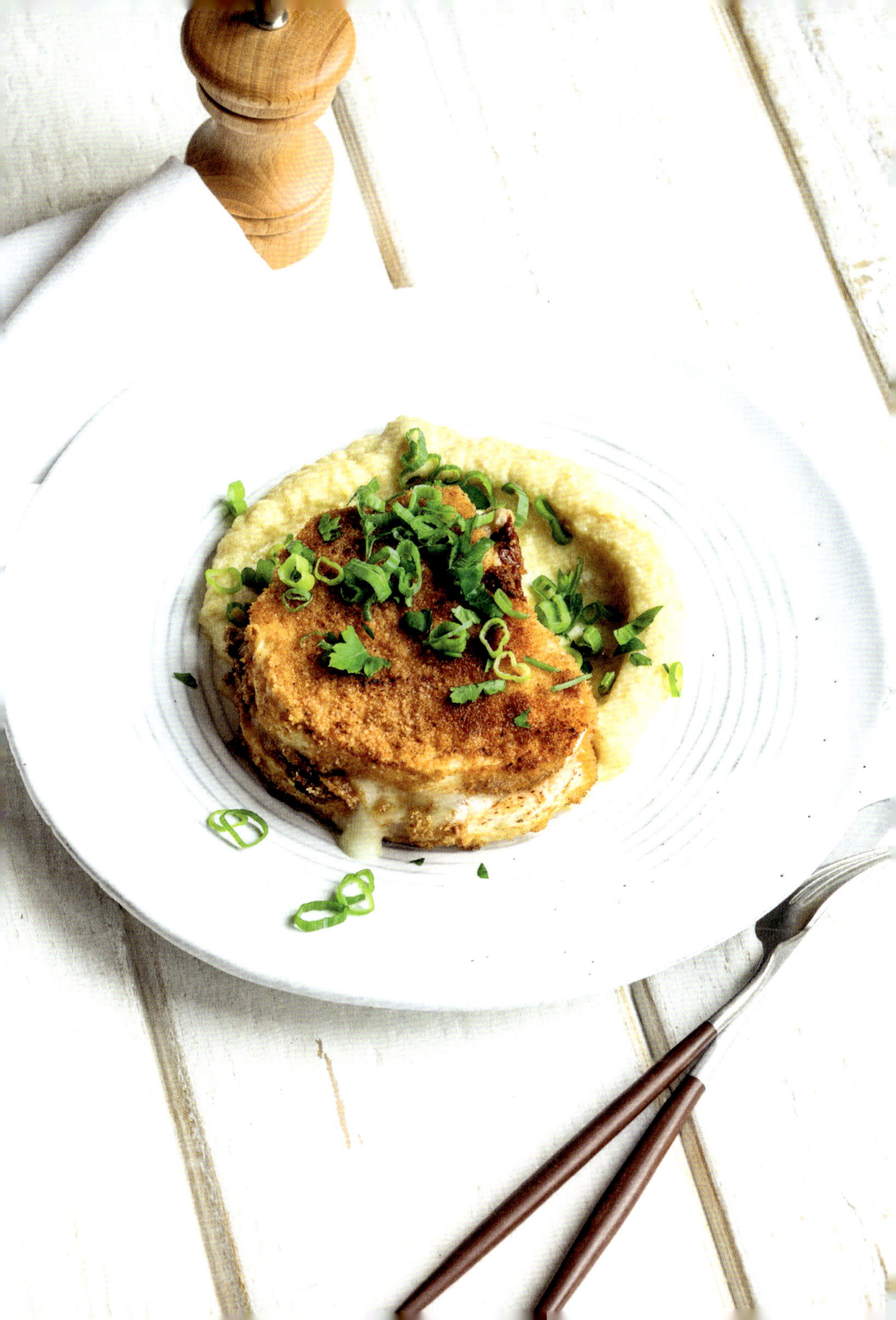

ROTE-BETE-BULETTEN MIT ÜBERBACKENEM LAUCH

Für 2 Personen | Zubereitung: 45 Minuten | Garen: 35 Minuten

Öl für die Form
2 dicke Stangen Lauch
125 ml Gemüsebrühe
2 EL Olivenöl
Salz | Pfeffer aus der Mühle
50 g geriebener Parmesan
4 Rote Beten (ca. 350 g)
75 g geräucherter Tofu
60 g Haferflocken
2 EL geschrotete Leinsamen
1 Ei (Größe S)
1 geh. TL Harissa-Paste
150 g Magerquark

Pro Portion: ca. 670 kcal,
45 g EW, 32 g F, 50 g KH, 18 g BST

- Backofen auf 200 °C (180 °C Umluft) vorheizen und eine flache Auflaufform (ca. 25 x 15 cm; 1,2 l Inhalt) dünn mit Öl einfetten.

- Den Lauch putzen und gründlich waschen. Die Stangen erst längs, dann quer jeweils einmal halbieren, sodass 8 Stücke entstehen. Die Lauchstücke mit den Schnittflächen nach oben eng nebeneinander in die Auflaufform legen. Die Brühe darübergießen und 1 EL Öl darüberträufeln. Den Lauch mit Salz und Pfeffer würzen, mit Parmesan bestreuen und im Ofen auf der mittleren Schiene etwa 35 Minuten garen, bis er gar und goldbraun überbacken ist.

- In der Zwischenzeit für die Buletten die Roten Beten putzen, schälen und auf der Gemüsereibe grob raspeln. Den Tofu fein raspeln und mit Haferflocken, Leinsamen, Ei, ½ TL Harissa, Salz und Pfeffer zu den Rote-Bete-Raspeln geben. Alles gut durchkneten und aus der Masse mit angefeuchteten Händen 4 kleine, flache Buletten formen.

- Das übrige Öl (1 EL) in einer großen Pfanne erhitzen und die Buletten darin bei mittlerer Hitze auf jeder Seite etwa 10 Minuten braten. Am Ende auf jeder Seite bei starker Hitze nochmals 1 bis 2 Minuten knusprig braten. Für den Dip den Quark mit der restlichen Harissapaste (½ TL) verrühren. Den Lauch aus dem Ofen nehmen und mit den Buletten auf Tellern anrichten. Nach Belieben mit Petersilie garnieren.

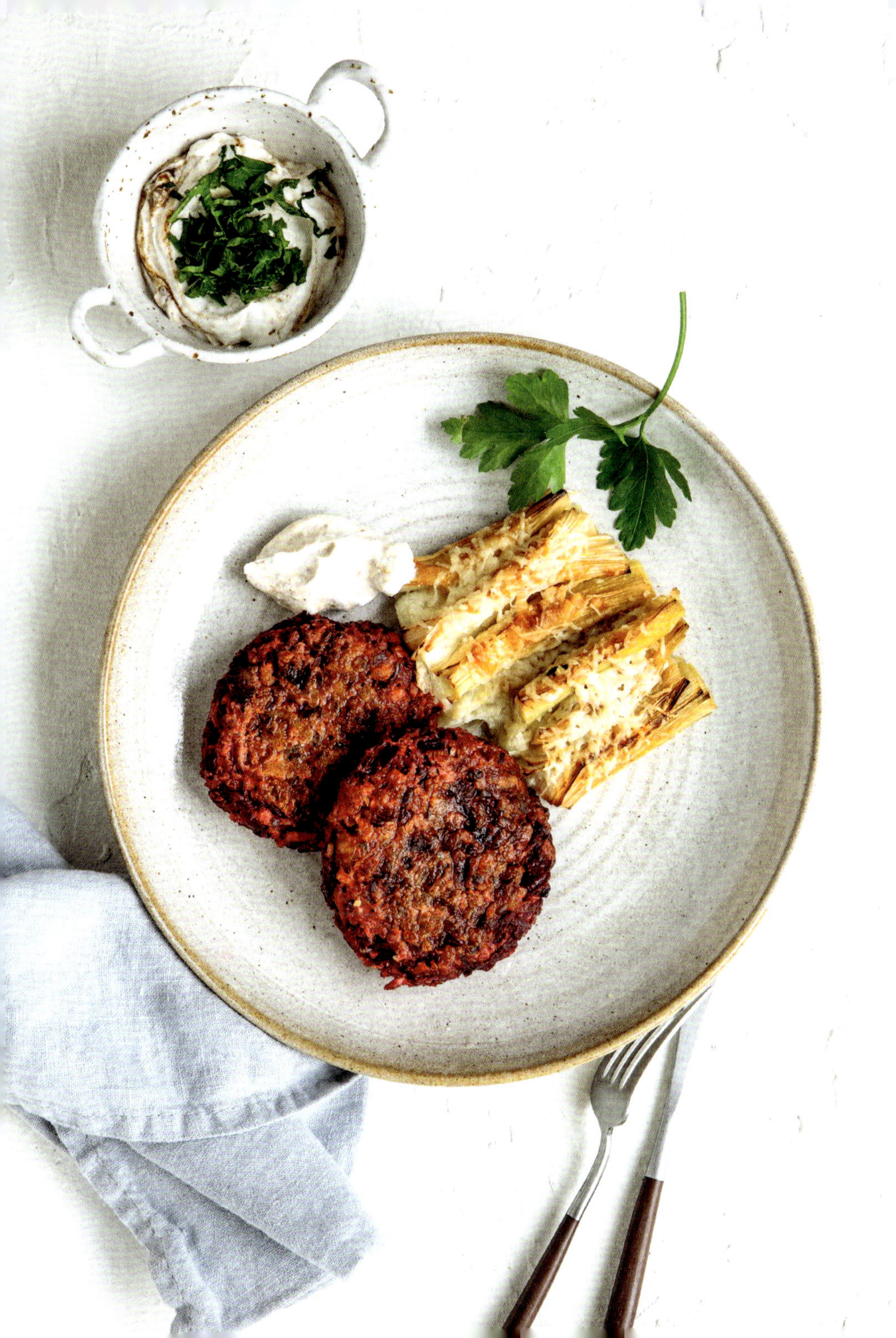

ROSENKOHL-CLAFOUTIS MIT MÖHRENROHKOST

Für 2 Personen | Zubereitung: 10 Minuten | Backen: 30 Minuten

Öl für die Form
300 g Rosenkohl
(frisch oder tiefgekühlt)
50 g Feta (Schafskäse)
30 g Haferflocken
15 g Haferkleie
2 Eier (Größe M)
40 g Dinkel-Vollkornmehl
1 Msp. Weinsteinbackpulver
150 ml Milch (3,5 % Fett; oder ungesüßter Pflanzendrink)
4 EL Rapsöl
Salz | Pfeffer aus der Mühle
250 g Möhren
1 Medjool-Dattel
3 TL Zitronensaft
1 EL gehackte Petersilie

Pro Portion: ca. 650 kcal,
28 g EW, 37 g F, 49 g KH, 16 g BST

- Backofen auf 180 °C (160 °C Umluft) vorheizen und eine kleine Tarteform (ca. 22 cm Durchmesser) einfetten.

- Rosenkohl putzen und die äußeren Blätter entfernen. Rosenkohl waschen und den Strunk jeweils kreuzweise einschneiden bzw. größere Röschen halbieren (Tiefkühlware rechtzeitig auftauen lassen). Den Feta zerbröckeln.

- Für den Teig die Haferflocken mit der Haferkleie im Blitzhacker zu feinem Mehl mahlen. Die Eier mit dem Dinkelmehl, dem Hafermehl, dem Backpulver, der Milch, 2½ EL Öl, ½ TL Salz und Pfeffer verrühren. Den Teig in der Form verteilen und den Rosenkohl daraufsetzen. Den Clafoutis mit dem Feta bestreuen und im Ofen auf der mittleren Schiene etwa 30 Minuten backen.

- Inzwischen für den Salat die Möhren putzen, schälen und auf der Gemüsereibe grob raspeln. Die Dattel halbieren, entsteinen und klein hacken. Beides mit Zitronensaft und restlichem Öl (1½ EL) gut mischen und den Salat mit Salz und Pfeffer abschmecken. Dann die Petersilie unterheben.

- Den Clafoutis aus dem Ofen nehmen und auf einem Kuchengitter kurz abkühlen lassen. Am besten noch warm mit dem Salat servieren.

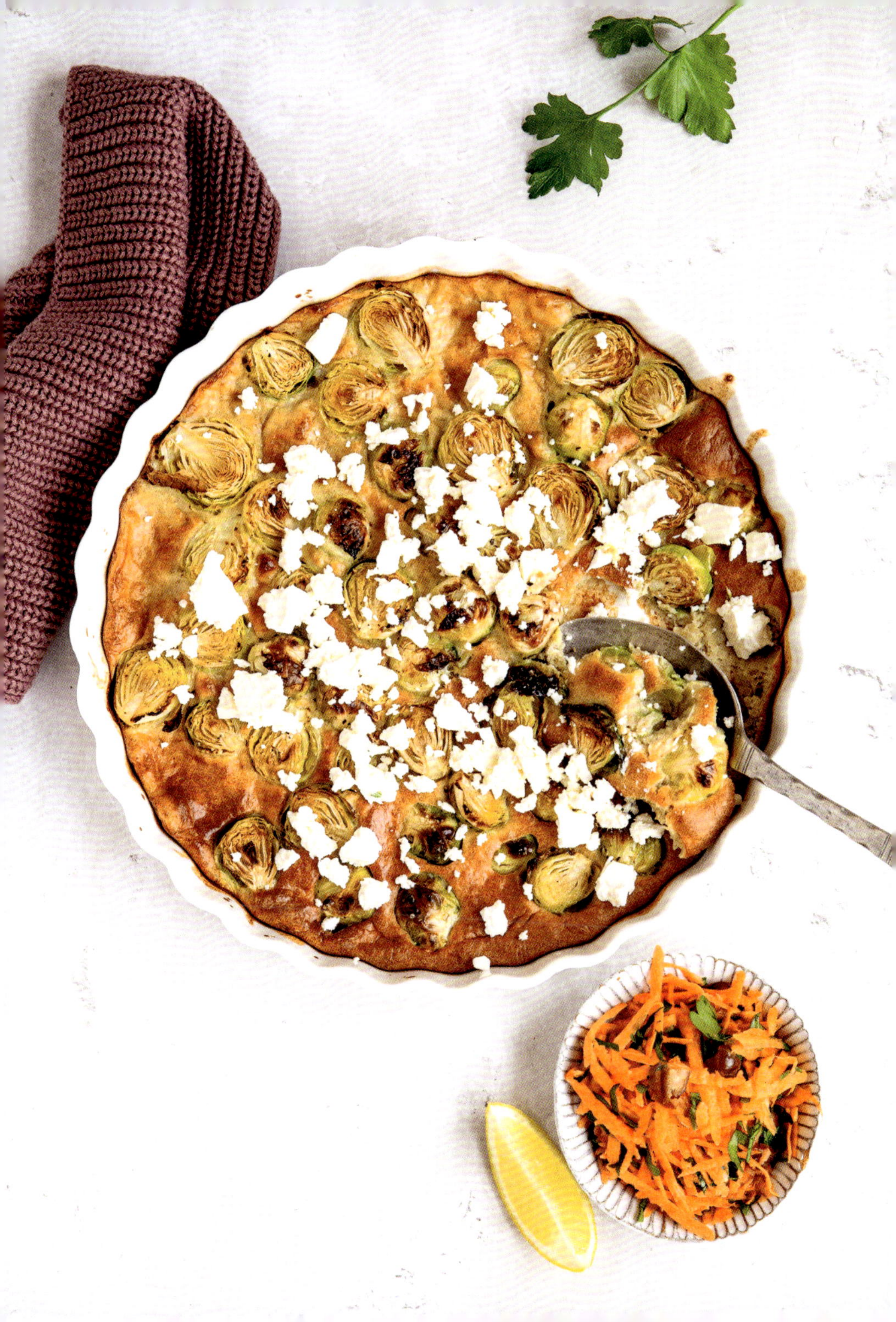

LIGURISCHER KABELJAU

Für 2 Personen | Zubereitung: 30 Minuten
Kühlen: 12 Stunden (über Nacht) | Garen: 25 Minuten

500 g festkochende Kartoffeln
250 g Cocktailtomaten
1 Glas eingelegte Artischockenherzen (ca. 110 g Abtropfgewicht)
1 Knoblauchzehe | 1 Schalotte
4 TL Olivenöl
2 TL Zitronensaft
1 TL abgeriebene Bio-Zitronenschale
Salz | Pfeffer aus der Mühle
2 Pck. tiefgekühlte Kabeljaufilets (à ca. 250 g; 4 Stück)
2 EL schwarze Oliven (z. B. Kalamata)

Pro Portion: ca. 500 kcal,
51 g EW, 11 g F, 45 g KH, 11 g BST

- Am Vorabend die Kartoffeln mit der Gemüsebürste gründlich waschen, in einem Topf knapp mit Wasser bedeckt aufkochen und mit geschlossenem Deckel etwa 20 Minuten garen, bis sie sich leicht einstechen lassen. Dann die Kartoffeln abgießen, ausdampfen und abkühlen lassen, über Nacht kühl stellen.

- Am nächsten Tag den Backofen auf 200 °C (180 °C Umluft) vorheizen. Die Tomaten waschen und halbieren. Die Artischocken abgießen, gut abtropfen lassen und größere Exemplare kleiner schneiden. Knoblauch schälen und in feine Scheiben schneiden. Schalotte schälen, halbieren und in feine Scheiben schneiden. 2 TL Öl mit Zitronensaft und -schale sowie 2 EL Wasser verrühren, das Zitronenöl salzen und pfeffern.

- Die Fischfilets gefroren in eine Auflaufform (ca. 20 x 24 cm) legen. Tomaten, Artischocken, Oliven, Knoblauch und Schalotte auf dem Fisch verteilen. Mit dem Zitronenöl übergießen und im Ofen auf der mittleren Schiene je nach Dicke der Filets 20 bis 25 Minuten garen, bis der Fisch durchgegart ist. Dabei nach der Hälfte der Garzeit wenden und etwas Sud darüberschöpfen.

- Inzwischen die Kartoffeln nach Belieben pellen und in schmale Spalten schneiden. In einer großen Pfanne im übrigen Öl (2 TL) unter Wenden knusprig braten, salzen und pfeffern.

- Den Fisch samt Gemüse aus dem Ofen nehmen und mit den Röstkartoffeln auf Tellern anrichten. Den Fisch mit dem Garsud beträufeln und alles zum Servieren nach Belieben mit Basilikum garnieren.

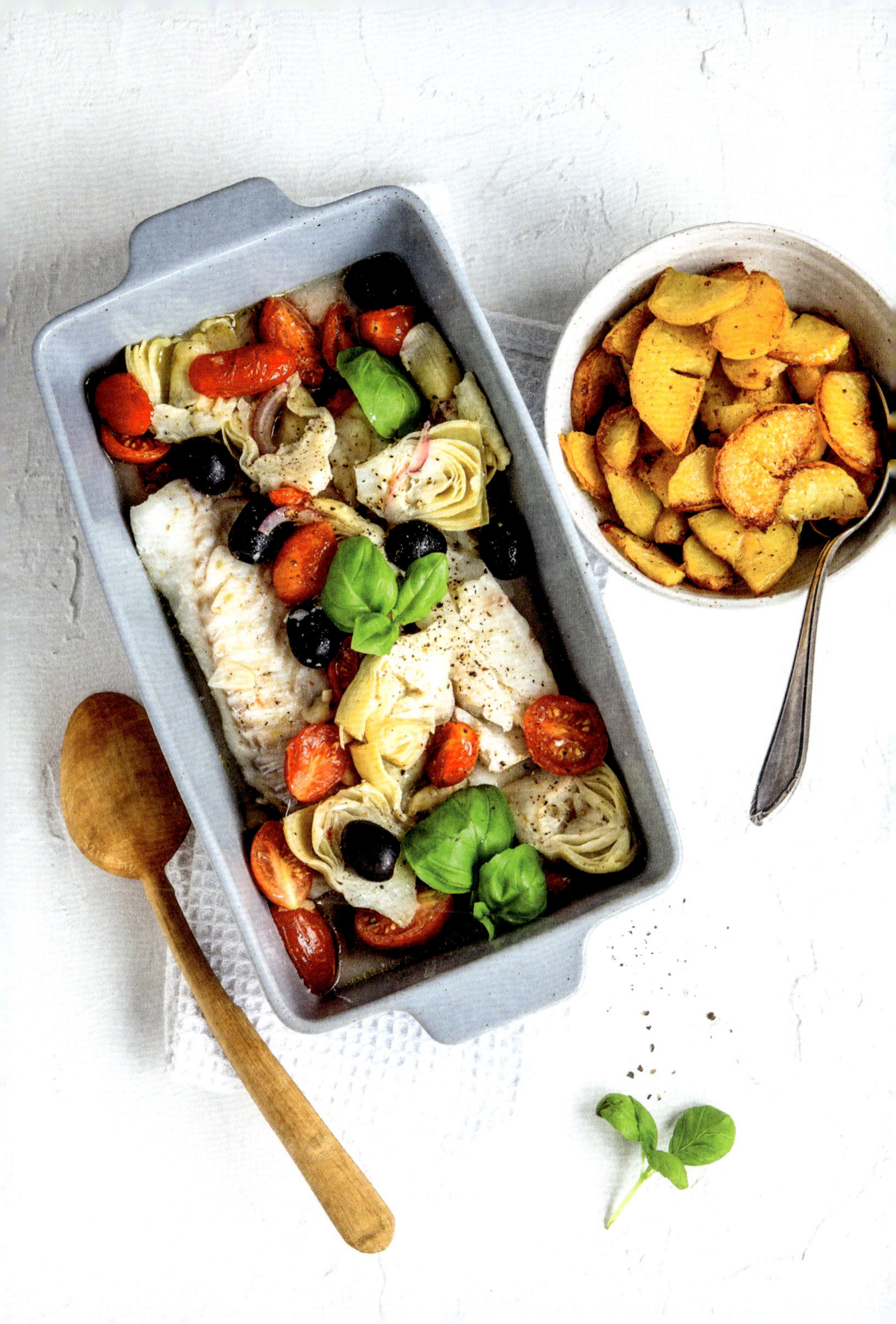

GALETTE MIT PAPRIKA UND GARNELEN

Für 2 Personen | Zubereitung: 20 Minuten | Backen: 40 Minuten

100 g Dinkel-Vollkornmehl
Salz
½ TL getr. Thymian
50 g Butter
1 Fenchelknolle
1 rote Spitzpaprikaschote
125 g Garnelen (ohne Kopf, geschält und entdarmt)
1 TL Olivenöl
2–3 Spritzer Ahornsirup
1 EL Weißweinessig
125 g Ricotta
1 EL geriebener Parmesan
Pfeffer aus der Mühle

Pro Portion: ca. 620 kcal,
30 g EW, 36 g F, 44 g KH, 10 g BST

- Backofen auf 200 °C (180 °C Umluft) vorheizen. Für den Teig das Mehl mit ¼ TL Salz und Thymian in einer Rührschüssel mischen. In einem kleinen Topf die Butter mit 40 ml Wasser zerlassen, danach zum Mehl-Mix gießen. Alles erst mit einem Löffel, dann mit den Händen zu einem glatten Teig verkneten. Den Teig auf einem Bogen Backpapier rund ausrollen (ca. 21 cm Durchmesser) und samt Backpapier vorsichtig auf ein Backblech ziehen.

- Den Fenchel putzen, waschen, längs halbieren und auf der Gemüsereibe in dünne Streifen hobeln. Paprikaschote längs halbieren, putzen, waschen und in dünne Streifen schneiden. Die Garnelen in einem Sieb abbrausen und gut trocken tupfen.

- Fenchel und Paprika in einer Pfanne im Öl unter Wenden etwa 4 Minuten andünsten. Mit Ahornsirup beträufeln und leicht karamellisieren. Mit dem Essig ablöschen und noch etwa 5 Minuten köcheln lassen. Dann die Garnelen untermischen und vom Herd nehmen.

- Ricotta und Parmesan glatt rühren, salzen und pfeffern. Den Teig mit dem Ricotta-Mix bestreichen, dabei außen etwa 3 cm Rand frei lassen. Den Gemüse-Garnelen-Mix darauf verteilen und die Teigränder so darüberklappen, dass sie gerade den Rand der Füllung berühren. Leicht andrücken.

- Die Galette im Ofen auf der mittleren Schiene 35 bis 40 Minuten goldbraun backen. Herausnehmen und vor dem Servieren auf einem Kuchengitter kurz abkühlen lassen. Dann in Stücke schneiden und auf Tellern anrichten.

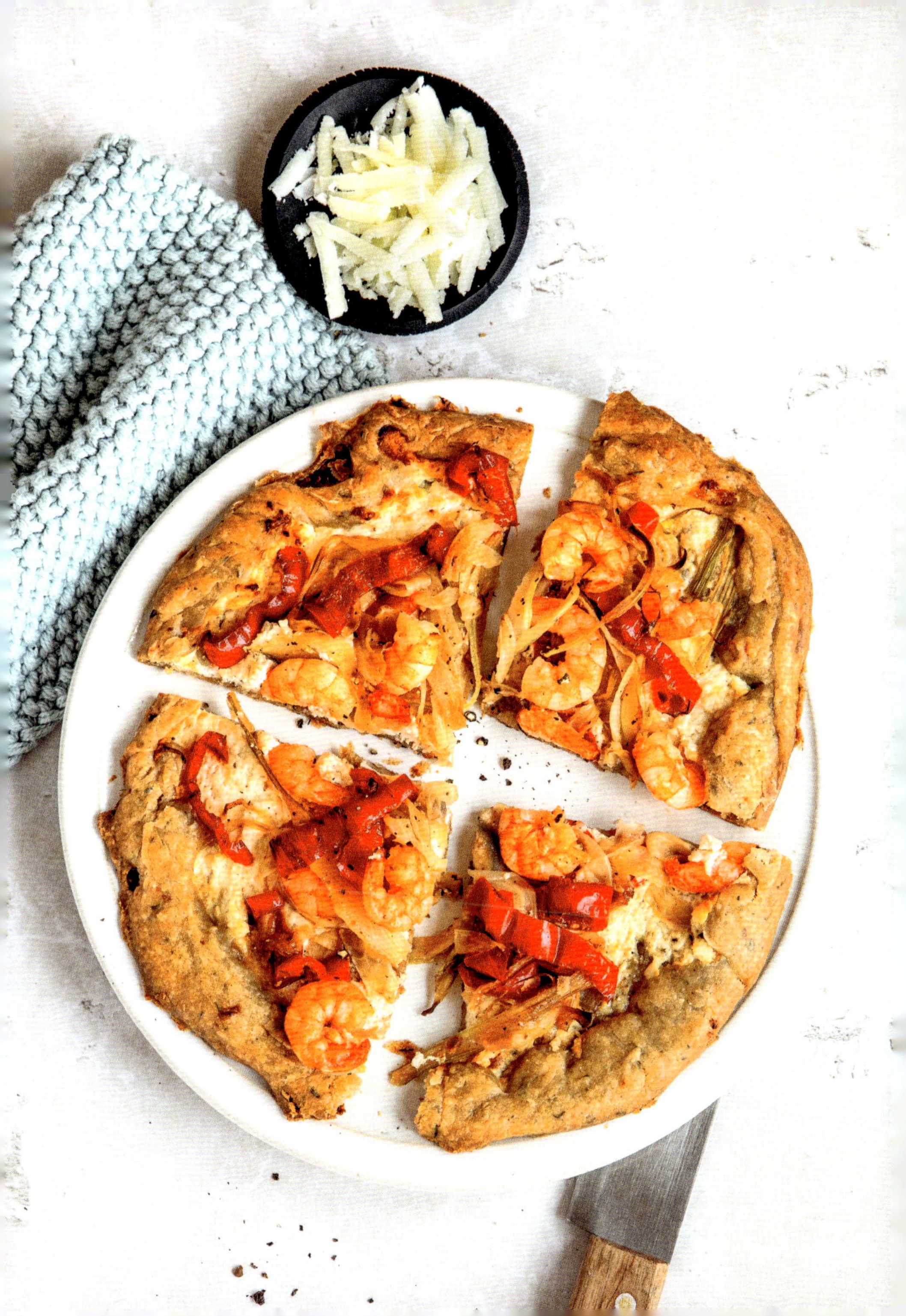

EXTRA BALLASTSTOFFREICH

CHIA-LACHS MIT SOBANUDELN

Für 2 Personen | Zubereitung: 25 Minuten

90 g Sobanudeln
(aus 100 % Buchweizenmehl)
Salz
5 Frühlingszwiebeln | 1 Pak Choi
1 orange oder rote Paprikaschote
100 g Mungobohnensprossen
2 EL Rapsöl | Pfeffer aus der Mühle
2 Lachsfilets (à ca. 120 g)
1 TL Dijon-Senf
3 TL Chiasamen
100 g saure Sahne
50 g tiefgekühlte Mangowürfel
(aufgetaut)
1–2 TL Limettensaft

Pro Portion: ca. 755 kcal,
37 g EW, 43 g F, 51 g KH, 16 g BST

- Die Nudeln in kochendem Salzwasser nach Packungsanweisung bissfest garen. Dann in ein Sieb abgießen und abtropfen lassen.

- Währenddessen Frühlingszwiebeln putzen, waschen und in dünne Ringe schneiden. Den Pak Choi putzen, waschen und längs halbieren oder quer in Streifen schneiden. Paprika längs halbieren, putzen, waschen und klein würfeln. Die Sprossen in einem Sieb abbrausen und gut abtropfen lassen.

- In einer großen beschichteten Pfanne 1 EL Öl erhitzen und Frühlingszwiebeln, Pak Choi und Paprika darin unter Wenden etwa 5 Minuten anbraten. Die Sprossen dazugeben und kurz mitbraten. Das Gemüse mit Salz und Pfeffer würzen und die Nudeln untermischen. Alles warm halten.

- Fischfilets waschen, trocken tupfen, mit Salz und Pfeffer würzen und auf einer Seite jeweils mit ½ TL Senf bestreichen. Die Chiasamen auf einen Teller geben, die Fischfilets mit der bestrichenen Seite in die Samen legen und gut andrücken.

- Das übrige Öl (1 EL) in einer weiteren Pfanne erhitzen und den Lachs darin auf der nicht bestrichenen Seite etwa 5 Minuten braten. Vorsichtig wenden und je nach Dicke der Filets bei nicht zu starker Hitze noch 3 bis 5 Minuten braten (Achtung, die Chiasamen verbrennen schnell!).

- Saure Sahne, Mango und Limettensaft in einem hohen Rührbecher mit dem Stabmixer fein pürieren. Den Dip salzen und pfeffern. Den Chia-Lachs mit Gemüsenudeln und Dip anrichten.

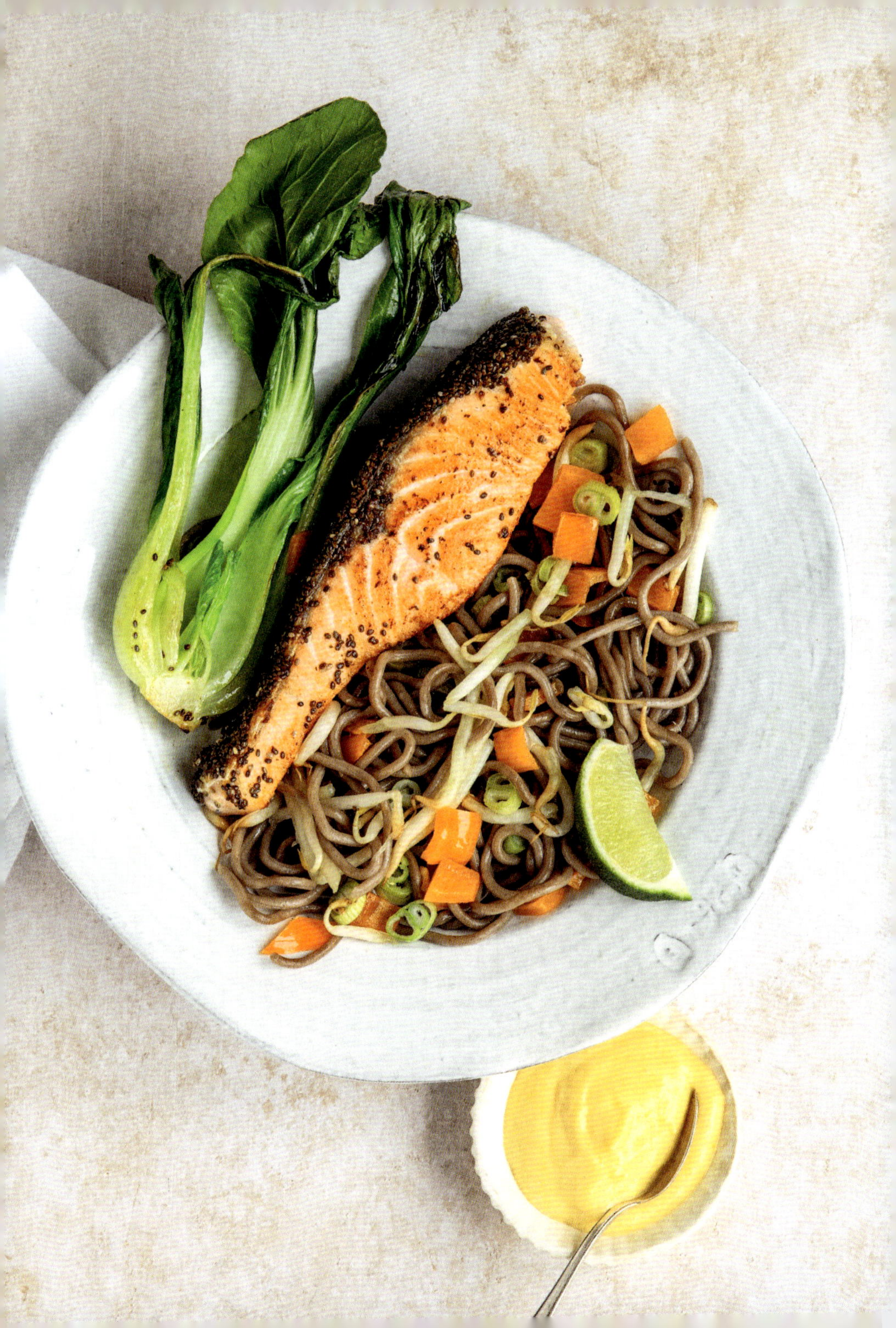

GEMÜSE-BRATREIS MIT HÄHNCHEN

Für 2 Personen | Zubereitung: 25 Minuten | Kühlen: 12 Stunden (über Nacht)

100 g Vollkorn-Basmatireis | Salz
200 g Hähnchenbrustfilet
300 g Blumenkohlröschen
3 Frühlingszwiebeln
1 Knoblauchzehe
1 walnussgroßes Stück Ingwer
1 rote Spitzpaprikaschote
3 EL Rapsöl
200 g tiefgekühlte grüne Bohnen (in Stücken)
2 EL Sojasauce | Saft von ½ Limette
ca. 1 TL Sambal Oelek
Pfeffer aus der Mühle
etwas Koriandergrün

Pro Portion: ca. 535 kcal,
36 g EW, 19 g F, 54 g KH, 13 g BST

● Am Vortag den Reis in einem Sieb abbrausen und in einem Topf in Salzwasser mit geschlossenem Deckel nach Packungsanweisung bissfest garen. In ein Sieb abgießen, abtropfen und abkühlen lassen, dann über Nacht kühl stellen.

● Am nächsten Tag das Hähnchenfleisch waschen, trocken tupfen und in etwa 1½ cm große Würfel schneiden. Die Blumenkohlröschen in einem Sieb abbrausen, abtropfen lassen und im Blitzhacker oder mit einem großen Messer etwa reiskorngroß zerkleinern. Die Frühlingszwiebeln putzen, waschen und grob schneiden. Knoblauch schälen und halbieren. Ingwer schälen und in grobe Stücke schneiden. Die Paprika längs halbieren, putzen, waschen und klein würfeln.

● Im Wok oder in einer großen Pfanne 1 EL Öl erhitzen und das Fleisch darin unter Wenden etwa 5 Minuten anbraten, herausnehmen und beiseitestellen. Das übrige Öl (2 EL) im Wok erhitzen und das vorbereitete Gemüse und die tiefgekühlten Bohnen darin unter Wenden 3 bis 4 Minuten braten.

● Sojasauce mit Limettensaft, Sambal Oelek und ½ TL Salz verrühren und über das Gemüse gießen. Alles unter Wenden noch 2 bis 3 Minuten braten.

● Anschließend den kühl gestellten gegarten Reis dazugeben und alles unter Rühren noch etwa 5 Minuten braten. Zuletzt die Hähnchenstücke wieder unterheben und mitbraten. Den Bratreis mit Salz und Pfeffer abschmecken und auf Tellern anrichten, mit dem Koriandergrün bestreuen.

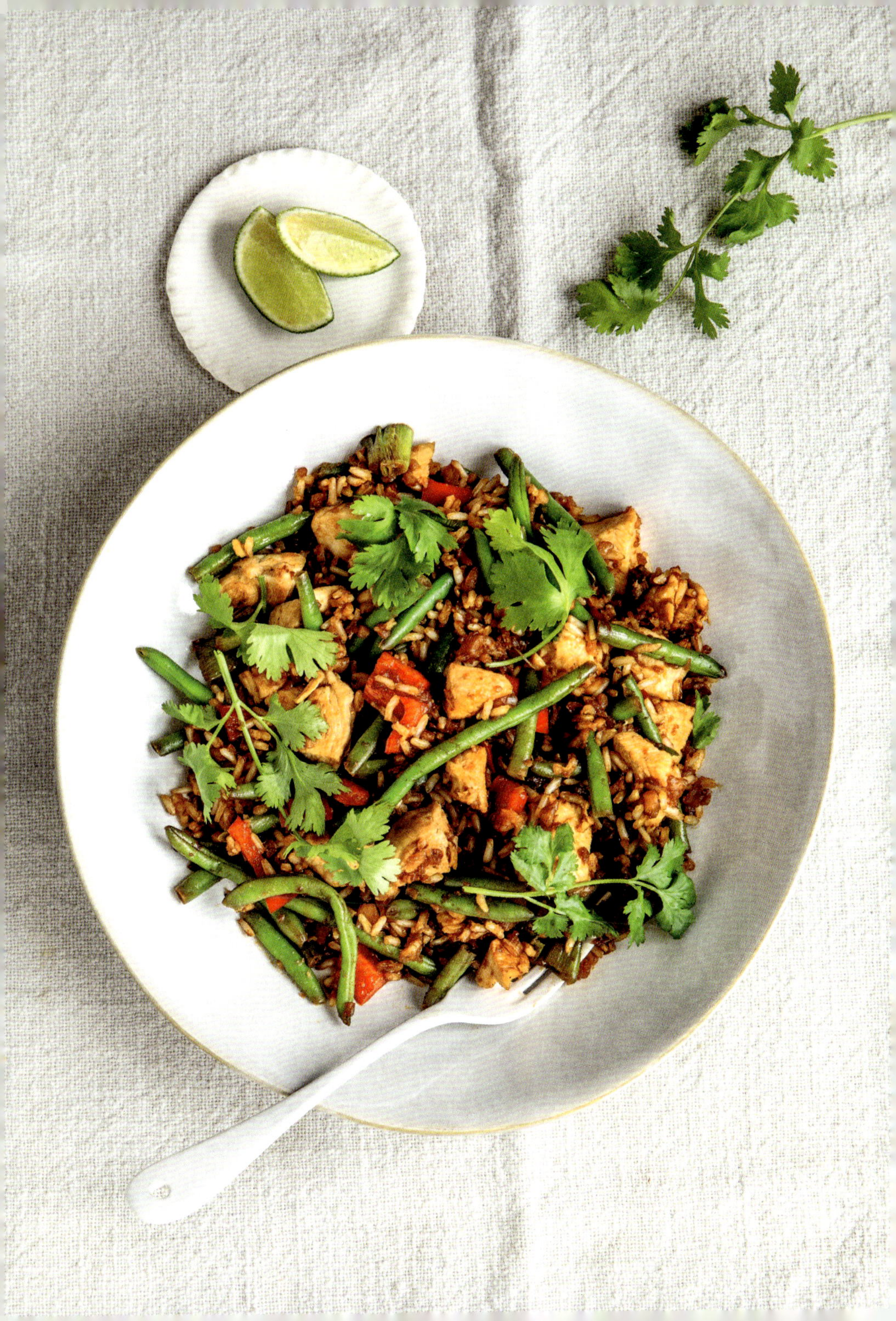

EXTRA BALLASTSTOFFREICH

MANGOLD-HACK-PÄCKCHEN

Für 2 Personen | Zubereitung: 50 Minuten

1 Mangoldstaude (ca. 700 g)
Salz
1 Zwiebel | 1 Knoblauchzehe
2 EL Olivenöl | 1 TL getr. Oregano
1 Dose stückige Tomaten (400 g)
Pfeffer aus der Mühle
50 g Vollkorn-Couscous
100 g Champignons | 1 Möhre
150 g mageres Rinderhackfleisch
2 EL gehackte Petersilie
75 g Feta (Schafskäse)

Pro Portion: ca. 515 kcal,
38 g EW, 22 g F, 41 g KH, 16 g BST

- Den Mangold putzen und waschen. 6 große Blätter ablösen und in kochendem Salzwasser kurz blanchieren. Mit einem Schaumlöffel herausheben, in Eiswasser abschrecken, abtropfen lassen und auf einem sauberen Küchentuch ausbreiten. Die übrigen Blätter und Stiele klein schneiden.

- Zwiebel und Knoblauch schälen, fein würfeln und in einem Topf in 1 EL Öl kurz andünsten. Oregano, stückige Tomaten und 200 ml Wasser dazugeben. Die Tomatensauce mit Salz und Pfeffer würzen und offen etwa 10 Minuten köcheln lassen. Danach warm halten.

- Inzwischen für die Füllung den Couscous nach Packungsanweisung mit heißem Wasser übergießen und etwa 5 Minuten ziehen lassen.

- Währenddessen die Pilze putzen, falls nötig, trocken abreiben und klein würfeln. Die Möhre putzen, schälen und auf der Gemüsereibe grob raspeln. Die Pilze in einer Pfanne im restlichen Öl (1 EL) unter Wenden etwa 5 Minuten anbraten. Mangoldstiele und -blätter dazugeben und 2 bis 3 Minuten braten. Zuletzt die Möhrenraspel hinzufügen und alles etwas abkühlen lassen.

- Das Hackfleisch mit dem Pilz-Möhren-Mix, Petersilie, Couscous, ½ TL Salz und Pfeffer verkneten. Aus der Masse 6 gleich große Portionen formen. Jede Portion auf ein Mangoldblatt setzen, die Seiten zur Mitte klappen, das untere Blattende über die Füllung schlagen und das Blatt kompakt aufrollen.

- Die Päckchen mit Küchengarn verschnüren und in der Tomatensauce mit geschlossenem Deckel bei mittlerer Hitze etwa 20 Minuten garen. Zuletzt mit Salz und Pfeffer abschmecken und den Feta darüberbröckeln.

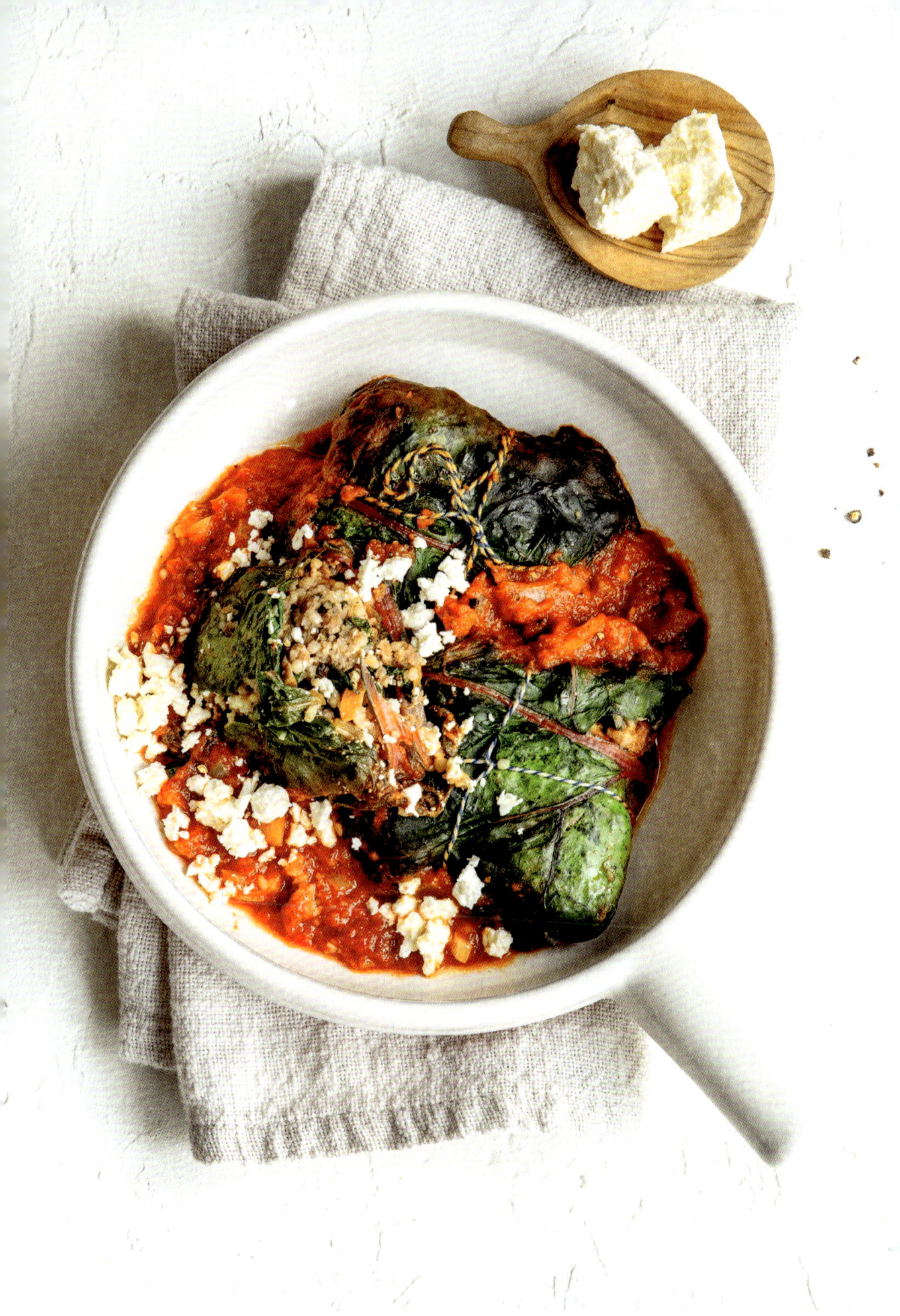

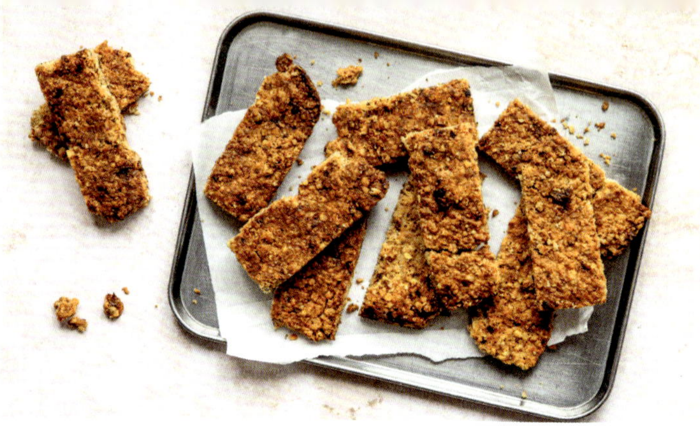

EXTRA BALLASTSTOFFREICH

MÜSLIRIEGEL

Für 12 Stück | Zubereitung: 25 Minuten | Backen: 30 Minuten

75 ml Rapsöl | 50 g getr. Feigen
50 g Walnusskerne
75 g kernige Haferflocken
75 g zarte Haferflocken
25 g Haferkleie
1 TL Zimtpulver
1 EL geschrotete Leinsamen
2 Eier (Größe M)
75 ml Ahornsirup
4 EL ungesüßtes Nussmus
(z. B. Haselnuss- oder Mandelmus)

Pro Stück: ca. 210 kcal,
5 g EW, 14 g F, 17 g KH, 3 g BST

- Den Backofen auf 170 °C (150 °C Umluft) vorheizen und eine quadratische Backform (ca. 24 cm Seitenlänge) einfetten. Die Feigen klein würfeln, die Nüsse hacken. Beides in einer Rührschüssel mit Haferflocken, Haferkleie, Zimt und Leinsamen mischen.

- Die Eier verquirlen und den Ahornsirup und das Mandelmus unterrühren. Die Eiermischung und das übrige Öl zum Flocken-Mix geben und alles mit einem Löffel gründlich verrühren.

- Die Masse mit einem Löffel gleichmäßig in der Form verteilen und fest andrücken. Im Ofen auf der mittleren Schiene in 25 bis 30 Minuten goldbraun backen. Herausnehmen und auf einem Kuchengitter etwas abkühlen lassen.

- Dann die Müsliriegelplatte aus der Form lösen. Erst längs halbieren und dann jede Hälfte noch quer in 6 Streifen schneiden, sodass 12 Riegel entstehen. Die Müsliriegel abkühlen lassen. In einer Vorratsdose bleiben sie etwa 3 Wochen frisch.

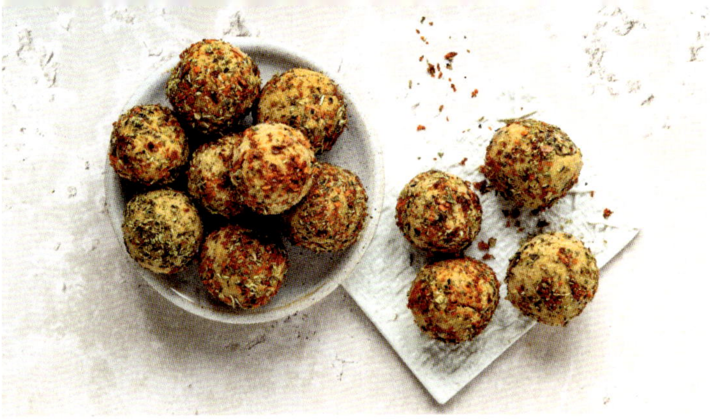

ITALIAN ENERGY BALLS

Für ca. 25 Stück | Zubereitung: 20 Minuten

1 Dose weiße Bohnen
(ca. 240 g Abtropfgewicht)
50 g getr. Tomaten
40 g zarte Haferflocken
2 EL Pinienkerne
25 g veganes Proteinpulver
(z. B. Hanfproteinpulver)
50 g (veganes) grünes Pesto
(aus dem Glas)
Salz | Pfeffer aus der Mühle
Chiliflocken, edelsüßes Paprikapulver
oder gehackte Kräuter zum Wälzen

Pro Stück: ca. 35 kcal,
2 g EW, 2 g F, 2 g KH, 1 g BST

- Die Bohnen in einem Sieb abbrausen und gut abtropfen lassen. Die Tomaten grob hacken. 20 g Haferflocken im Blitzhacker zu Mehl mahlen.

- Pinienkerne in einer Pfanne ohne Fett leicht anrösten. Herausnehmen und kurz abkühlen lassen, dann grob hacken.

- Alle vorbereiteten Zutaten mit den restlichen ganzen Haferflocken (20 g), dem Proteinpulver, dem Pesto, 1 bis 2 EL Wasser und etwas Salz und Pfeffer im Mixer zu einer homogenen Masse verarbeiten.

- Aus der Masse mit angefeuchteten Händen etwa 25 walnussgroße Bällchen formen und nach Belieben in Chiliflocken, Paprikapulver oder Kräutern wälzen. Die Energy Balls luftdicht verpacken und am besten im Kühlschrank aufbewahren – so bleiben sie etwa 5 Tage frisch.

BROWNIES MIT HIMBEEREN

Für ca. 16 Stücke | Zubereitung: 15 Minuten
Einweichen: 1 Stunde | Backen: 40 Minuten

100 g Medjool-Datteln (ohne Stein)
1 kleine Zucchini (ca. 250 g)
Öl und gemahlene Haselnusskerne für die Form
150 g gehackte Zartbitterschokolade (mind. 70 % Kakaoanteil)
125 g Butter
1 Dose Kichererbsen (ca. 240 g Abtropfgewicht)
50 g gemahlene Haselnusskerne
2 EL Backkakao
½ TL Weinsteinbackpulver | Salz
3 Eier (Größe M)
50 g Kokosblütenzucker (oder brauner Zucker)
250 g tiefgekühlte Himbeeren

Pro Stück: ca. 205 kcal,
5 g EW, 14 g F, 16 g KH, 4 g BST

- Die Datteln mit heißem Wasser übergießen und mindestens 1 Stunde einweichen lassen. Währenddessen die Zucchini putzen, waschen, auf der Gemüsereibe grob raspeln und in einem sauberen Küchentuch gut ausdrücken.

- Den Backofen auf 175 °C (150 °C Umluft) vorheizen und eine quadratische Backform (ca. 24 cm Seitenlänge) mit etwas Öl einfetten und mit Nüssen ausstreuen. Schokolade und Butter in einem Topf zerlassen, abkühlen lassen.

- Kichererbsen in einem Sieb abbrausen und gut abtropfen lassen. Die Datteln ebenfalls abgießen und mit den Kichererbsen im Mixer fein pürieren. Haselnüsse mit Kakao, Backpulver und 1 Prise Salz mischen. In einer Rührschüssel die Eier mit 1 Prise Salz und dem Zucker mit den Quirlen des Handrührgeräts etwa 5 Minuten cremig aufschlagen. Die Schokomasse allmählich dazugeben und unterrühren. Anschließend das Kichererbsenpüree unterrühren, die Zucchiniraspel und Nuss-Mix dazugeben und zügig unterheben.

- Den Teig in die Form geben und die gefrorenen Beeren darauf verteilen. Im Ofen auf der mittleren Schiene 30 bis 40 Minuten backen, sodass der Teig in der Mitte noch weich ist. Die Brownie-Platte aus dem Ofen nehmen und auf einem Kuchengitter auskühlen lassen. Zum Servieren in 16 Stücke schneiden. Abgedeckt bleiben die Brownies im Kühlschrank bis zu 3 Tagen frisch, eingefroren halten sie sich 3 Monate.

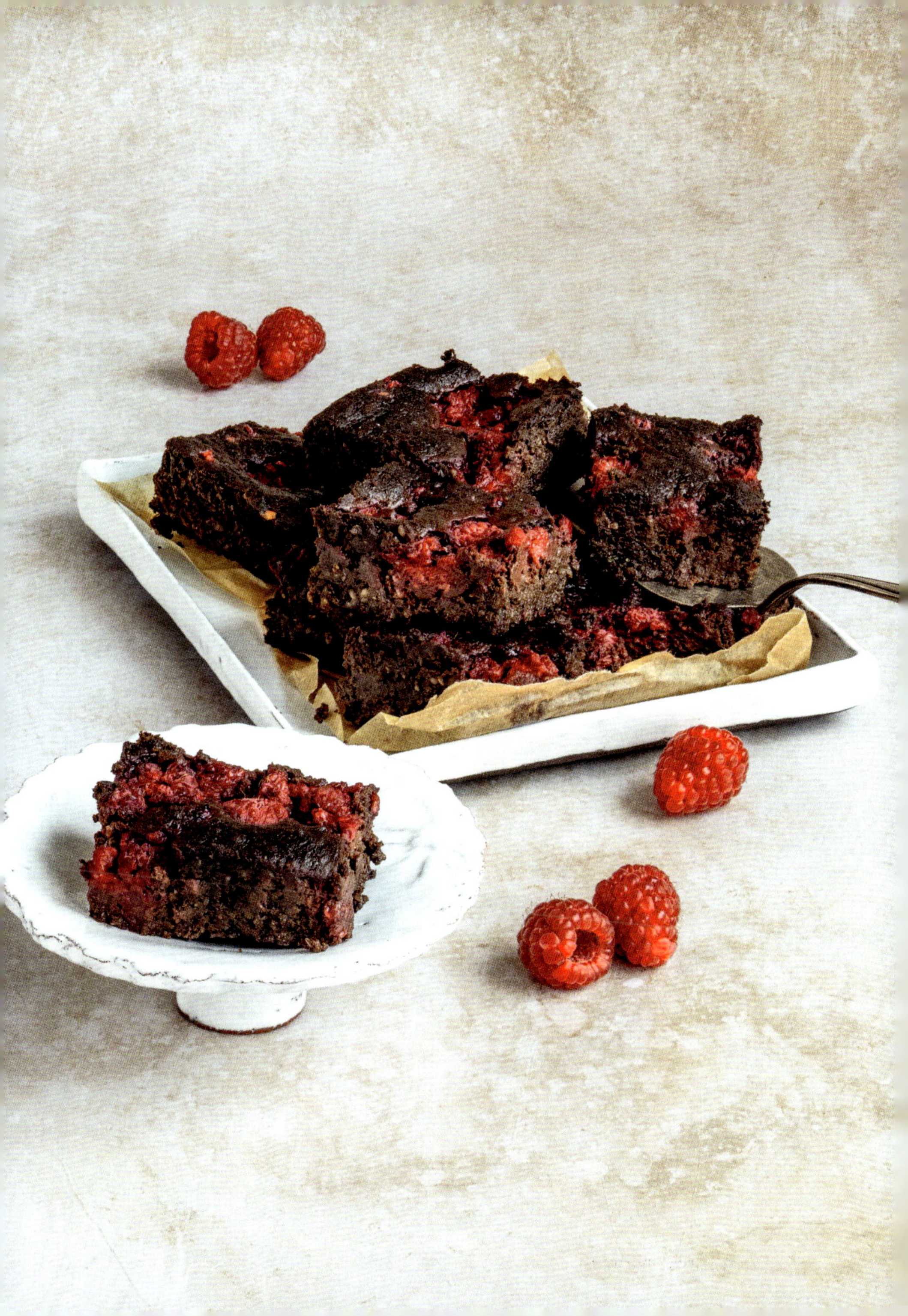

DIE BESTEN BALLASTSTOFFLIEFERANTEN

Mit welchen Nüssen nehme ich besonders viele Ballaststoffe zu mir? Wer führt das Ballaststoff-Ranking beim Gemüse an? Und welches Obst ist Spitzenreiter? Hier finden Sie die Hitlisten für alle Lebensmittelgruppen – klar ausgewiesen mit dem Ballaststoffgehalt pro 100 Gramm.

OBST

Aprikosen (getr.)	18,0 g
Avocado	6,3 g
Beeren	4,9 g
Physalis	4,8 g
Cranberry	3,6 g
Rhabarber	3,2 g
Kiwi	3,0 g
Birnen	2,8 g
Kaki	2,5 g
Orange	2,2 g
Granatapfel	2,2 g
Apfel	2,0 g
Banane	2,0 g
Ananas	1,4 g
Kirschen	1,3 g

NÜSSE, KERNE UND SAMEN

Chiasamen	27,0 g
Leinsamen	23,0 g
Hanfsamen (ungeschält)	20,0 g
Mandeln	14,0 g
Sesamsamen (ungeschält)	13,0 g
Pistazien	11,0 g
Pekannüsse	9,5 g
Haselnüsse	8,2 g
Flohsamen	8,0 g
Walnüsse	6,1 g

HÜLSENFRÜCHTE UND PRODUKTE DARAUS

Sojaflocken	19,0 g
Kidneybohnen (gegart)	7,6 g
weiße Bohnen (gegart)	6,7 g
Tempeh	6,5 g
Linsen (gegart)	6,1 g
grüne Erbsen (TK)	5,3 g
Kichererbsen (gegart)	5,1 g
Edamame (gegart)	4,2 g
grüne Bohnen (TK)	3,6 g
Tofu	0,6 g

GEMÜSE UND PILZE

Schwarzwurzeln	17,0 g
Topinambur	12,0 g
Artischocken	11,0 g
Austernpilze	5,9 g
Rosenkohl	4,4 g
Knollensellerie	4,2 g
Paprika	3,6 g
Möhren	3,6 g
Brokkoli	3,0 g
Blumenkohl	2,9 g
Aubergine	2,8 g
Staudensellerie	2,6 g
Spinat	2,6 g
Mangold	2,6 g
Spitzkohl	2,5 g
Rote Bete	2,5 g
Hokkaido-Kürbis	2,4 g
Lauch	2,3 g
Champignons	2,0 g
Shiitake	2,0 g
Knoblauch	1,8 g
Rucola	1,6 g
Kohlrabi	1,5 g
Schalotte	1,5 g
Blattsalat	1,4 g
Zwiebel	1,4 g
Tomate	1,0 g
Salatgurke	0,9 g

(PSEUDO-)GETREIDE UND PRODUKTE DARAUS

Haferkleie	19,0 g
Weizenkeime (getr.)	18,0 g
Vollkorn-Knäckebrot	15,0 g
Quinoa (roh)	13,0 g
Amarant (roh)	10,0 g
Haferflocken	9,7 g
Pumpernickel	9,3 g
Roggen-Vollkornbrot	8,1 g
Weizen-Vollkorntoastbrot	7,4 g
Mehrkornbrot	6,2 g
Maisgrieß	5,0 g
Vollkornreis (roh)	4,0 g
Hirse (roh)	3,9 g
Buchweizen (roh)	3,7 g

SACHREGISTER

REZEPTREGISTER

HINWEIS

Die Ratschläge in diesem Buch wurden mit größter Sorgfalt von Autorin und Verlag erarbeitet und geprüft. Eine Garantie kann jedoch nicht übernommen werden. Ebenso ist eine Haftung der Autorin bzw. des Verlags und seiner Beauftragten für Personen-, Sach- oder Vermögensschäden ausgeschlossen. Erkrankungen mit ernstem Hintergrund gehören in ärztliche Behandlung! Bei bereits bestehenden Beschwerden kann das Buch daher keinen fachärztlichen Rat ersetzen.

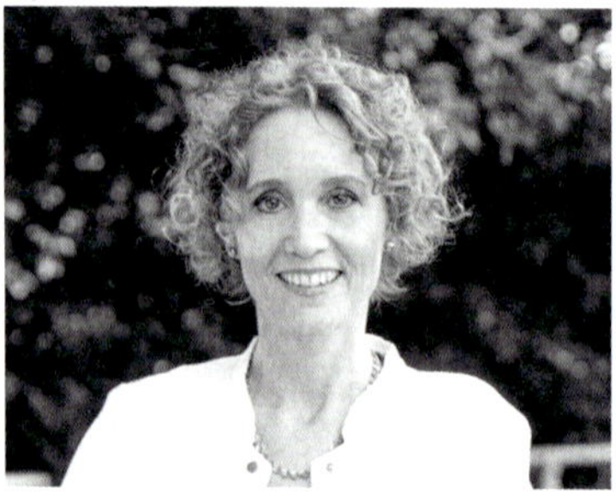

ZU DER AUTORIN

Dr. med. Viola Andresen ist Fachärztin für Innere Medizin und leitet das Bauchzentrum am Medizinicum Hamburg. Sie beschäftigt sich mit chronischen Verdauungsbeschwerden, funktionellen Magen-Darm-Erkrankungen sowie Ernährungs- und Palliativmedizin. Sie hat als Koordinatorin an der Erstellung der Deutschen Experten-Leitlinien für Reizdarmsyndrom und Chronische Obstipation mitgewirkt und engagiert sich in nationalen und internationalen Fachgesellschaften. Einem breiten Publikum ist Viola Andresen als NDR-Ernährungs-Doc bekannt; dem renommierten Ärzteteam gehört sie seit Januar 2023 an. Seither hat sie bei zahlreichen Bestsellern der Ernährungs-Docs mitgewirkt.

IMPRESSUM

Hinter jedem tollen Buch steckt ein starkes Team

Projektleitung: *Kathrin Ullerich*
Texte: *Franziska Pfeiffer*
Rezepte: *Inga Pfannebecker*
Lektorat: *Kathrin Gritschneder*
Covergestaltung: *Ina Zimmermann*
Grafische Gestaltung und Satz:
Ina Zimmermann, Georg Feigl
Porträtfotos: *Claudia Timmann*
Foodfotos: *Claudia Timmann*
Foodstyling: *Lenja Bahlburg*
Herstellung: *Frank Jansen*
Producing: *Jan Russok*
Druck & Bindung: *Westermann Druck, Zwickau*

1. Auflage 2026
© 2026 Edel Verlagsgruppe GmbH,
Neumühlen 17, 22763 Hamburg
ISBN: 978-3-96584-629-6
Redaktionsanschrift:
ZS, Edel Verlagsgruppe GmbH,
Kaiserstraße 14b, 80801 München
www.zsverlag.de/kontakt
www.edelverlagsgruppe.de/kontakt

BILDNACHWEIS

Shutterstock: S. 7, 8, 10, 11, 12, 13, 20,21, 22, 23, 24, 25, 26, 27, 29 sowie alle Illustrationen

LIEBE LESERINNEN, LIEBE LESER,

wie schön, dass Sie ein Buch von ZS in den Händen halten. „Jetzt leben!" ist das Motto unseres Verlages. Es steht für Genuss und Inspiration, Unterstützung und Motivation. Ob Kulinarik oder Fitness, Gesundheit oder Lebenshilfe – seit über 30 Jahren bieten wir kompetente Ratgeber für (fast) alle Lebenslagen. Wir lieben Tradition genauso wie Innovation – sie treiben uns an. Unsere Autorinnen und Autoren sind Menschen, die zu ihrem Thema wirklich etwas zu sagen und zu schreiben haben. Unsere Produkte sind erzählerisch, appetitmachend und als gedruckte Bücher haptisch echte Erlebnisse. Für Sie mit ganz viel Liebe gemacht! Entdecken Sie mehr aus unserer wunderbaren Welt!

UNSER VERLAGSHAUS

Mit Standorten in Hamburg und München zählt die Edel Verlagsgruppe zu den größten unabhängigen Buchanbietern Deutschlands. Zur Gruppe gehören die Verlage Dr. Oetker Verlag, Edel Sports, KARIBU und ZS.

ZS - Ein Verlag der Edel Verlagsgruppe
www.zsverlag.de
www.facebook.com/zsverlag
www.instagram.com/zsverlag

NEWSLETTER

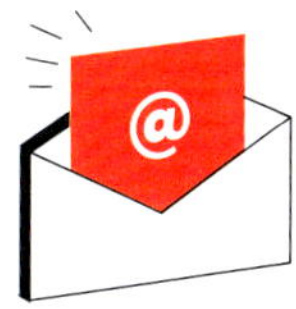

Was koche ich heute Feines? Und wie geht das – schmackhaft und gesund? Melden Sie sich jetzt zum ZS-Genuss-Service an und verpassen Sie keine kulinarischen und gesundheitlichen Trends mehr. Wir informieren Sie regelmäßig über unsere Neuerscheinungen, Aktionen oder Gewinnspiele und verraten Ihnen unsere Lieblingsrezepte!

GEWINNEN

Unter allen Neuabonnierenden verlosen wir jeden Monat eine *ZS-Genuss-Box* im Wert von 75,00 €.

Jetzt anmelden unter:

www.zsverlag.de/newsletter

oder den QR Code scannen:

ANMELDEN!